中国卫生筹资策略与实证研究

陈鸣声 著

U0228440

科学出版社

北京

内 容 简 介

本书在介绍全民健康覆盖和卫生筹资国内外研究进展的基础上,明确提出我国进行全民健康筹资的可行性、理论基础、实践需要和技术要求,通过归纳我国不同社会经济发展水平和全民医保实施进展地区的筹资模式,评估调查地区基本医疗保险制度的结构合理性、运行效率、筹资再分配效应和保障公平性,结合医保运行结果和患者实际保障效果,挖掘医保筹资水平再分配与垂直再分配的影响因素和问题根源,探寻影响筹资系统公平分布的作用机制,研制基于全民健康覆盖视角下的筹资方案。

本书不仅适合于卫生管理、卫生服务研究、卫生经济与政策领域的研究人员、专家学者、本科生与研究生阅读,还对卫生实践部门的工作人员有一定的借鉴意义和参考价值。

图书在版编目(CIP)数据

中国卫生筹资策略与实证研究 / 陈鸣声著. — 北京 : 科学出版社,2024.6. — ISBN 978-7-03-078974-7

Ⅰ. R199.2

中国国家版本馆 CIP 数据核字第 2024J83T44 号

责任编辑:郭海燕 姚培培/责任校对:王晓茜
责任印制:徐晓晨 / 封面设计:陈 敬

科 学 出 版 社出版
北京东黄城根北街 16 号
邮政编码:100717
http://www.sciencep.com

北京九州迅驰传媒文化有限公司印刷
科学出版社发行 各地新华书店经销
*
2024 年 6 月第 一 版 开本:787×1092 1/16
2024 年 6 月第一次印刷 印张:9 1/4
字数:219 000
定价:88.00 元
(如有印装质量问题,我社负责调换)

序

　　全民健康是社会与经济健康的基础,全民健康覆盖是实现所有可持续发展目标的核心。然而,根据 2023 年全民健康覆盖日发布的《人人享有健康:行动在当下》(Health for All: Time for Action),全世界有一半人口无法获得基本卫生服务;有 20 亿人因医疗费用负担而面临经济困难,其中 3.44 亿人生活在极端贫困中;自 2015 年联合国可持续发展目标启动以来,到 2020 年之前,在扩大卫生服务覆盖范围方面的工作就已停滞不前,财务保护状况也有所恶化。在我国,全民健康覆盖已取得了长足进步,被认为是实现健康中国的必由之路。

　　我国已建成世界上规模最大的医疗保障体系,持续覆盖 95% 以上人口,在扩大卫生服务覆盖范围方面也成效显著,而如何优化卫生筹资以进一步加强财务保护则是一项重要的理论与实践命题。陈鸣声教授的专著《中国卫生筹资策略与实证研究》基于他长期从事卫生筹资的理论与实证研究经验,将为读者带来他深邃的理论思考和深度的调查分析。

　　该书围绕推进全民健康覆盖的过程中政府所面临的三个主要问题展开,即:卫生系统如何筹资?卫生系统如何降低人们因为疾病和支付卫生服务费用而导致的经济风险?卫生系统如何促进可利用资源的最佳使用?为了更好地回答这三个问题,该书基于全民健康覆盖理论来分析卫生筹资策略选择及其产生的影响,拓宽了研究视野,更具系统性;研究利用 2008 年、2013 年和 2018 年江苏省家庭入户调查数据,采用卫生筹资再分配研究方法,提供了卫生筹资垂直公平和水平公平的时间变化,分析了直接税、间接税、基本医疗保险、个人现金自负等不同卫生筹资机制的公平性效应,更具实证性;辅之以江苏省各统筹地区职工医疗保险制度结构分析、城乡居民基本医疗保险整合分析、大病医疗保险制度分析、社会医疗保险管理与运营以及基本医疗保险改革典型案例分析,更具全面性。

　　卫生筹资的公平性结果受到很多因素的影响,现实结果往往并不符合理论判断。本研究的实证分析结果既有验证理论判断结果,如直接税呈现利贫的收入再分配效应(redistributive effect, RE),而间接税表现为累退性,也发现了个人现金自负的累进性具有伪公平性特点,为客观判定卫生筹资策略的公平性影响提供了坚实依据。同时,研究也提出了医疗保险制度发展中值得关注的问题,如医疗保险统筹层次较低、保障标准和保障水平不一、城乡居民医保实际补偿水平未能跟上筹资增长、社会基本医疗保险的内部衔接及与补充保险的衔接等，为今后的研究和实践探索指明了方向。

当然，该书还有些问题值得商榷，需要进行更为深入和细致的研究。但无论如何，这是一本值得一读的专著。在该书即将付梓之际，我欣然为之作序并向广大读者推荐。

复旦大学

2024 年 2 月 16 日

前　言

　　健康促进对人类福祉和经济社会可持续发展不可或缺。全民健康覆盖最早可以追溯到1978 年签署的《阿拉木图宣言》，即"人人享有卫生保健"。世界卫生组织（World Health Organization，WHO）对全民健康覆盖的界定是：所有人都应当享有所需要的、有质量的卫生服务，包括健康促进、疾病预防、疾病治疗和身体康复等，并且不因享受这些服务而出现经济困难，其目标是确保现在和将来的所有人都可以获得所需的卫生服务，同时不会出现经济损失或陷入贫困的危险。获得及时的卫生服务对维护和促进健康是必要的，如果没有一个完善的卫生筹资体系，社会中的绝大部分人很难获得足够的、及时的、合理的卫生服务，尤其是在人们需要时是否能够获得适当的卫生服务。

　　WHO 界定的全民健康覆盖的概念框架从人的需要出发，包含两个相互关联的组成部分：一方面，向全民推广必要的卫生服务，明确哪些服务是居民应该获得的；另一方面，对居民进行经济风险的保护，防止因病致贫。也就是说，所有的卫生政策都应该从两方面来考虑，一个是让所有人接受其应该接受的卫生服务，另一个是让所有人不遭遇不应当承受的财务风险。

　　换言之，政府应当在推进全民健康覆盖的过程中建立高效的医疗卫生的筹资体系，不仅实现卫生资源的最佳使用，而且防范家庭因医疗卫生支出而导致的经济风险。

　　全民健康覆盖的核心要义是公平，实现全民健康覆盖的关键点是如何实现"全民"，如果无法做到全民健康覆盖，就不可能是公平的健康覆盖。实现全民健康覆盖的主要目标是促进欠发达国家的卫生服务可及性、降低因疾病和卫生费用造成的家庭的经济风险；就国家水平而言，则是在提升国家整体卫生服务水平的基础上，减少人群间、地区间和城乡间的卫生服务内容、质量和可及性等方面的差距。很多国家，尤其是欠发达国家，基本社会保障覆盖面不广，贫困地区缺少必要的基本医疗卫生条件，因此这是全民健康覆盖的核心工作之一。

　　WHO 在《2000 年世界卫生报告——卫生系统：改进业绩》中，首次对其成员国卫生系统绩效进行评估，并提出"卫生筹资公平性已成为评价各国卫生系统整体绩效的一个重要指标"，认为卫生筹资公平性以及对卫生筹资风险防范是基于"每一个家庭应当负担公平的筹资份额"。在此基础上，WHO 对 191 个成员国的卫生系统绩效和卫生筹资公平性指数进行了排序，我国卫生系统绩效综合指数排名第 144，卫生筹资公平性排名第 188，位于倒数第四。这一结果在国内外卫生界、决策部门以及学术界受到了极大关注并引起了强烈反响，同时，也给人们带来了一些新思考。

　　我国于 1998 年开始对卫生筹资系统进行重整。当年年底,城镇职工基本医疗保险被制定并于次年实施,这标志着我国开始实行现代化的基本医疗保险制度。基本医疗保险费由用人单位和职工共同缴纳,其中用人单位缴费率在职工工资总额的 6%左右,职工缴费一般为本人工资收入的 2%。2002 年 10 月,中国明确提出各级政府要积极引导农民建立以大病统筹为主的新农合制度。《中共中央 国务院关于进一步加强农村卫生工作的决定》明确指出,"从 2003 年起,中央财政对中西部地区除市区以外的参加新型合作医疗的农民每年按人均 10 元安排合作医疗补助资金,地方财政对参加新型合作医疗的农民补助每年不低于人均 10 元","农民为参加合作医疗、抵御疾病风险而履行缴费义务不能视为增加农民负担"。自 2003 年起,新农合制度在全国部分县(市)试点运行,到 2010 年逐步实现基本覆盖全国农村居民。2007 年,我国开展城镇居民基本医疗保险试点工作,对城镇非从业居民提供医疗保障制度安排,形成合理的筹资机制、健全的管理体制和规范的运行机制,逐步建立以大病统筹为主的城镇居民基本医疗保险制度。城镇居民基本医疗保险以家庭缴费为主,政府给予适当补助。2016 年 1 月,《国务院关于整合城乡居民基本医疗保险制度的意见》发布。该文件指出,整合城镇居民基本医疗保险和新农合两项制度,建立统一的城乡居民基本医疗保险制度。该文件就整合城乡居民基本医疗保险制度政策提出了"六统一"要求:统一覆盖范围,统一筹资政策,统一保障待遇,统一医保目录,统一定点管理,统一基金管理。其中,统一覆盖范围是指城乡居民基本医疗保险制度覆盖范围包括城镇居民基本医疗保险和新农合所有应参保(合)人员,即覆盖除职工基本医疗保险应参保人员以外的其他所有城乡居民;统一筹资政策是指坚持多渠道筹资,继续实行个人缴费与政府补助相结合为主的筹资方式,鼓励集体、单位或其他社会经济组织给予扶持或资助。各地要统筹考虑城乡居民基本医疗保险与大病保险保障需求,按照基金收支平衡的原则,合理确定城乡统一的筹资标准。除了重新构建我基本医疗保障的筹资体系,我国政府加大对医疗卫生的财政投入,安排财政预算资金,增加医疗卫生服务可及性,提高医疗卫生服务质量。

　　随着医药卫生体制改革不断深化,医疗保障覆盖面的广度和筹资的深度均不断提高。在此基础上,党的十八大明确要求健全我国全民医保体系,提升医保筹资系统的公平性程度。目前,我国通过完善城镇职工基本医疗保险,建立了城乡居民基本医疗保险,构建了全民医保体系及其筹资机制。随着全民覆盖程度的提升、筹资方式的更新、筹资水平的提高、更多人群和服务项目的覆盖,需要评价筹资系统的总体公平程度,相关内容不仅包括不同可支付能力人群的筹资负担分布状况,还需要考量相同可支付能力人群因非经济因素障碍导致的筹资不公平。但是,我国卫生筹资公平的评价方法、不公平程度、影响因素及其作用机制目前尚不明确。

　　WHO 表示出对各国在全民健康覆盖实践中卫生筹资不公平问题的担忧。随着我国医保覆盖面的不断提高,医保碎片化(fragmentation)程度不断降低。但是,WHO 同时指出,大部分国家在推进全民覆盖过程中,筹资公平的实际障碍不仅体现为覆盖内外人群的筹资负担差异,还包括覆盖内人群因具体的制度安排、居住地、健康状况、流动状况、职业、性别、年龄、种族等因素影响,导致人群的卫生筹资水平不公平。忽视这些因素,卫生筹资不公平程度将随着覆盖面的不断提高而增加。然而,由于卫生筹资系统公平评估的多维性和复杂性,传统的研究方法难以提供有效的循证支持,因此当前鲜有研究涉及卫生筹资水平公平及其作用机制的测量与评估，导致现有的卫生筹资策略缺乏客观系统的证据支持，该领域的研究与实践也难以有新的突破。因此，我国在进一步构建规范的全民健康覆盖筹资机制时，急需科学的理论指导和技术支撑。

本研究围绕全民健康覆盖的筹资策略与案例进行探讨，结构安排如下。

第一，介绍研究背景、研究目的与内容，阐明全民健康覆盖的概念、内涵和测量框架，以及卫生筹资理论基础和分析方法，回顾全民健康覆盖和卫生筹资的国内外研究进展，介绍卫生筹资公平性的评价方法，从而构建适合我国国情的全民健康覆盖筹资策略理论框架。

第二，选择不同经济发展水平和全民医保实施进展的地区进行实证研究，包括对样本地区全民健康覆盖实现程度测量、卫生筹资垂直再分配效应、卫生筹资水平平等效应和收入再排序效应。

第三，对样本地区进行全民健康覆盖进展评估效果测量，通过测量综合医改试点前后的医保评价指标，分析样本地区医保改革对医保覆盖率、医保筹资、保障水平、医保公平性、医疗保险运行效率的影响。

第四，对样本地区实施全民健康覆盖的典型案例进行介绍，包括当地医保的改革举措、管理机制和实施效果；探究当地在整合不同医疗保险险种过程中人口覆盖，统筹层次，筹资机制，保障水平，运行管理的进展、问题与对策；归纳不同医疗保险险种的管理衔接、保障衔接与发展趋势；通过政策文件收集、数据资料收集和关键人物访谈等，重点发现样本地区在医保筹资改革方面的亮点工作，总结工作经验、提炼推广价值。

第五，通过回顾和讨论分析，形成规范的全民健康覆盖筹资策略，通过实证分析结果、循证决策程序和专家论证等形式，构建全民健康覆盖的筹资政策框架、实施思路与内容，研制系统的筹资策略。

本研究主要在以下几个方面有所突破和创新：第一，运用全民健康覆盖理论完善我国全民医保体系实践具有创新性。全民健康覆盖和全民医保体系在目标上具有一致性，即人人能够享有基本医疗保障，且不因寻求卫生服务而致贫。然而，相对于全民健康覆盖较为成熟的理念与理论，我国全民医保体系在进一步构建中将面临人群基本全覆盖后如何调整筹资方式、提高筹资水平和扩大卫生服务覆盖面等挑战，这也是目前全民医保在政策实施层面的盲点和短板。因此，将全民健康覆盖的理论运用到构建我国全民医保体系的实践中具有创新性、针对性和实用性。借鉴全民健康覆盖的理念和典型国家经验，通过研究我国不同医疗保险的整合方式，降低医疗保险碎片化的手段，规范不同筹资方职责，调整医疗保险筹资结构和方式，分析全民医保体系对筹资公平性的影响，将是本研究对于我国构建全民医保体系和通往全民健康覆盖之路的最大贡献和创新之处。第二，通过卫生筹资再分配方法研究弥补传统累进性分析在评估筹资公平性方面的不足。我国筹资策略研究对垂直公平，即不同收入人群的筹资负担分布是否公平的关注度较高。这会造成卫生筹资系统总体公平性评价结果的偏差，因为累进性分析无法测量相同收入人群的筹资不公平程度。本研究根据筹资再分配理论全面分析全人群中的水平公平和垂直公平，系统性较好，在我国推进全民医保政策背景下具有更高的理论与应用价值。

本研究工作得到了国家自然科学基金面上项目"基于安德森卫生服务利用模型的社区慢病个性化健康服务模式构建与效果评价"（项目编号：71874086）、"多元共同决策视角下慢性病共病管理模式构建、评价与优化：基于社区干预试验"（项目编号：72174093）和江苏省社科优青人才项目的资助。这些资助对本研究的构思和研究内容的实施给予了巨大的支持和帮助，同时也提供了很好的出版与应用背景。

本研究主要从卫生系统内部对全民健康覆盖进展及卫生筹资进行评价，虽然也考虑到不同地区经济社会发展水平对全民健康覆盖筹资的影响，但是总体上不能明确衡量卫生系统外部对全民健康覆盖筹资的影响程度。另外，本研究在一定程度上也受到数据可得性的影响，因此书中数据反映的结果可能不完全代表当前政策进展的现况与政策干预的实际结果。

由于全民健康覆盖研究是一个较新的领域，对于该领域的研究尚处于探索阶段，同时由于作者水平和能力所限，书中难免存在不足之处，恳请读者批评指正。

陈鸣声

2021 年 10 月 20 日

目　　录

第一章 绪 论

第一节 研 究 背 景

促进与保护健康对于人类福祉和经济与社会持续发展不可或缺。早在 1978 年,《阿拉木图宣言》的签署国已经认识到这一点。《阿拉木图宣言》指出,要在 2000 年之前实现"人人享有卫生保健"。健全卫生保健制度不仅有利于提高生活质量,同时也有利于世界和平与安全(WHO,1978)。

虽然世界各国已充分认识到,能够获得及时的卫生服务至关重要,相关卫生服务包括健康促进、疾病预防、疾病治疗和身体康复等,但是如果没有完善的卫生筹资体系,"人人享有卫生保健"的目标难以实现。

因此,2005 年,世界卫生组织(World Health Organization,WHO)于第 58 届世界卫生大会达成《可持续卫生筹资、全民保险和社会健康保险》决议,WHO 正式提出实现全民健康覆盖的目标,要求各成员国承诺建立公平合理的卫生筹资体系,保证其国民能够获得卫生服务,同时不会因为支付这些卫生服务费用而遭受经济困难。WHO 同时指出,全民健康覆盖的核心价值取向是社会公平,实现全民健康覆盖的主要任务是缩小国家间、地区间和人群间卫生服务可及性和费用负担的差距。为了实现全民健康覆盖这一目标,各国政府需要改变或优化其卫生筹资模式,以及明确该模式可以降低国民因为支付医疗费用而产生的经济风险,以及促进卫生资源合理使用。

基于此,2013 年第 66 届世界卫生大会则进一步将实现全民健康覆盖作为全球发展目标提上日程,即:通过构建完备公平的卫生筹资系统共担风险,确保适当的卫生资源分布于所有人群,保证国民能够获得公平和质量良好的卫生服务,同时避免居民因寻求医疗服务而发生灾难性卫生支出和致贫。各国能够成功推进全民健康覆盖是实现卫生领域的千年发展目标和"人人享有卫生保健"目标的重要保障。

(一)研究现状

1. 国外研究现状

全民健康覆盖筹资理论和实践影响深远,无论是发展中国家,如墨西哥、巴西、吉尔吉斯斯坦(Lagomarsino et al.,2012),还是发达国家,如美国、澳大利亚、加拿大等,在2010 年时都通过改革卫生筹资机制来建立保护居民免受经济风险、增加卫生服务可及性、改善健康结果的通往全民健康覆盖的模式（Pulver et al., 2010）。WHO 同时也认为"绝对的全民健康覆盖是乌托邦式理想，但向全民健康覆盖不断逼近是可以追求的目标"（WHO, 2010）。本研究收集和归纳了典型国家全民健康覆盖的筹资策略（表 1-1）。但正如 WHO 所言，即使是这些典型国家，也没有完全实现全民健康覆盖的目标，在某些方面还不尽如人意，然而在特定的社会、经济和地理条件的具体做法上，其对我国及其他国家均有较好的参考和借鉴意义。

表 1-1 典型国家全民健康覆盖的筹资策略

国家	实施进展	筹资方式	筹资水平	对筹资公平的影响
墨西哥（Knaul et al., 2012）	全民健康覆盖实施的典范国家，2012 年基本完成全民健康覆盖；以"大众保险"（Seguro Popular）为主体的保险计划，为 5260 万原先无医疗保险的墨西哥人提供风险保护	按不同类别服务分别筹资，包括：社区卫生、个人临床服务、婴幼儿专科服务、高额费用专科服务	以公共医疗保险的筹资方式替代基于职业类别的筹资方式。筹资水平为近 70 美元*/人（2011 年），中央和地方政府分别按人头的 1.5 倍和 50%配套	随着筹资总盘子的不断增大，在覆盖足够的基本卫生服务和健康干预的基础上，开始覆盖更多的人群，逐步构建单一的保险池
泰国（Damrongplasit and Melnick, 2009; Treerutkuarkul, 2010）	"30 泰铢计划"降低了医保碎片化程度；人口覆盖率达 96%；人均卫生总费用为 5029.37 泰铢，低于中低收入国家的平均水平（5616.74 泰铢）（2010 年）	将不同医疗保险（除公务员保险和医疗救助制度外）整合成统一的全民保险计划（Universal Coverage Scheme，UCS），并于 2002 年完成全覆盖	除特定人群外，泰国居民每诊次自付 30 泰铢；泰国的卫生总费用占 GDP 的 3.7%（2010 年）	全民健康覆盖人群中，有一半属于贫困人群；全民保险计划的服务覆盖面与公务员保险的差异逐年缩小；贫困人口、老年人、12 岁以下儿童免除个人自付费用；该计划降低了医保碎片化程度和增加了对医疗机构的直接补助
美国（Pulver et al., 2010）	2010 年 3 月，奥巴马签署《平价医疗法案》（Affordable Care Act），保障 3200 万未参保人群于 2019 年前完成覆盖	通过税收方式将筹集资金注入医疗救助制度（Medicaid），覆盖未参保的 2000 万特困人群	—	"通过税收方式，中低收入人群为富有人群买单"
智利（Missoni and Solimano, 2010; Savedoff and Smith, 2011）	智利属中高收入国家。基本完成人群覆盖，服务覆盖面较广，但政府卫生支出投入很高，16%的政府支出用于卫生领域	公共筹资和私人筹资联合，保证医疗服务的质量	公共筹资与私人筹资均以工资水平计，分别为 7%和>10%；筹资总量较接近，分别占 GDP 的 4.4%和 3.9%	"低收入人群是最大的受惠方"；规定每年 1%的增值税注入医保基金降低低收入雇员的筹资负担
加纳（Varatharajan et al., 2010; Witter and Garshong, 2009）	2004 年以立法形式实施"全民健康保险计划"（National Health Insurance Scheme, NHIS），已覆盖 67.5%的加纳国民（2009 年）	"全民健康保险计划"主要针对特定人群、特定疾病或服务减免费用，如对极端贫困人群、麻风病、肺结核患者，以及预防免疫、产前检查服务免除费用	"全民健康保险计划"主要的资金来源是一般税收，占 70%～75%，其中增值税占 12.5%	OOP 比重开始降低；以各地区为统筹层次，碎片化程度较高是其主要问题之一
卢旺达（Kalk et al., 2010）	三种形式的公共医疗保险覆盖了 91%的国民；筹资总量不断提高，使得更多的服务被覆盖；构建统一的国家法定社会医疗保险池，统一管理三大公共医疗保险资金	公共医疗保险由公务员医疗保险、军队医疗保险和社区医疗保险三大公共医疗保险构成；全民健康覆盖资金来源包括 OOP、一般税收和捐助资金，通过资金整合分配给不同医疗保险基金	政府总收入的 19.5%用于卫生，但医疗保险金资金的 50%也来源于居民个人筹资	19.5%的财政用于卫生，但医疗保险资金的 50%也来源于 OOP

* 1 元人民币=0.138 美元=5.0684 泰铢，此汇率为 2024 年 6 月数据，后同。

墨西哥是 WHO 公认的实施全民健康覆盖的典范国家，2012 年基本完成全民健康覆盖。该国的全民健康覆盖始于 2003 年开始实施的以"大众保险"为主体的保险计划，为 5260 多万原先无医疗保险的墨西哥人提供风险保护（Knaul et al.，2012）。其中，公共卫生和社区卫生通过社区筹资（community fund），临床服务通过"大众保险"筹资，婴幼儿专科服务由"下一代"基金专项筹资；另外，高成本专科服务由灾难性卫生支出预防基金筹资，该预防基金由"大众保险"每年按其资金的 8%拨付。从筹资的方式上看，在推行全民健康覆盖后，墨西哥以公共医疗保险的筹资方式替代了过去根据工作类别进行缴费的筹资方式。按 2011 年购买力，保险筹资水平为人均近 70 美元，中央政府和地方政府分别按人头的 1.5 倍和 50%进行配套（张小娟，2014）。随着墨西哥筹资总盘子的不断增大，在覆盖足够的基本卫生服务和健康干预的基础上，大众保险开始覆盖更多的人群，逐步构建单一的保险池（Knaul et al.，2012；Frenk et al.，2006）。

泰国的全民健康覆盖源于著名的"30 泰铢计划"，该计划降低了医保碎片化程度和增加了对医疗机构的直接补助；至 2010 年，该计划覆盖近 5000 万国民，占总人口的 96%；按 2010 年购买力水平，泰国人均卫生总费用为 5029.37 泰铢，低于中低收入国家的平均水平（5616.74 泰铢）。泰国的全民健康覆盖是将原先不同的医疗保险（除公务员保险和医疗救助制度外）整合成统一的国家全民保险计划，并于 2002 年完成全覆盖（4800 万人）。除特定人群外，泰国居民每诊次仅自付 30 泰铢即可。泰国实施全民保险计划后，在人群全覆盖的前提下，2010 年泰国的卫生总费用占 GDP 的 3.7%，而且泰国的全民健康覆盖人群中，有一半属于贫困人群，并且全民保险计划的服务覆盖面与公务员保险的差异逐年缩小，贫困人口、老年人、12 岁以下儿童免除个人自付费用（Damrongplasit and Melnick，2009；Treerutkuarkul，2010）。

智利通过公共私营合作制（public private partnership，PPP）形式设立覆盖全人群的保险，保证医疗服务的质量；但政府卫生支出投入很高，16%的政府支出用于卫生领域；实际上，低收入人群是最大的受惠方，智利是中高收入国家，财政投入力度很大，同时规定每年 1%的增值税（VAT，累进税）注入医保基金，从而降低对投保人工资筹资的依赖，尤其降低了低收入雇员的筹资负担。

2004 年，加纳以立法形式实施"全民健康保险计划"，该计划至 2009 年已覆盖 67.5%的加纳国民。该国的"全民健康保险计划"主要针对特定人群、特定疾病或服务减免费用，如对极端贫困人群免除费用，对麻风病、肺结核患者免除费用，对预防免疫、产前检查服务免除费用；其主要的基金来源是一般税收，占 70%～75%，其中增值税占 12.5%。在实施"全民健康保险计划"后，加纳的 OOP 比重开始降低。但是，"全民健康保险计划"的一个主要问题是以各地区为统筹层次，碎片化程度较高（Varatharajan et al.，2010；Witter and Garshong，2009）。

全民健康覆盖不仅存在于中高收入国家中，而且同样可以实现在低收入国家中（Missoni and Solimano，2010；Savedoff and Smith，2011）。卢旺达三种形式的公共医疗保险覆盖了 91%的国民（包括公务员、军人、非正式部门雇员、社区居民、农村居民）。按 2007 年购买力水平，卢旺达人均卫生总费用为 37 美元，远低于 WHO 成员国平均水平（Kalk et al.，2010）。但是，随着人群覆盖面的不断提高，筹资总量不断上升，使得更多的卫生服务被覆盖。卢旺达政府构建统一的国家法定社会医疗保险池，统一管理三大公共医疗保险资金。三大公共医疗保险主要包括：①公务员医疗保险——覆盖全部公务员，私立部门雇员可自愿投保；②军队医疗保险——覆盖全体军人；③社区医疗保险——主要针对农村居民和非正式部门雇员。卢旺达的全民健康覆盖资金来源包括 OOP、一般税收和捐助资金，通过"资金整合"分配给不同医疗保险基金。其中，政府总收入的 19.5%用于卫生，但医疗保险资金的 50%也来源于居民个人筹资（Kalk et al.，2010）。

通过表 1-1 发现，各国实施全民健康覆盖的筹资策略，并无"金科玉律"，对筹资及公平性影响也不尽相同。大部分国家以公共筹资为主，通过医保缴费、政府财政（税收）等方式注入保险池，在具体的筹资方式上则体现出不同的策略及对筹资公平的影响。美国政府通过税收方式将筹集资金注入 Medicaid，覆盖未参保人群；但此法很快招来批评，因为税收主要来源于中产阶级，但高收入人群的医疗保健利用率最高，这将最终导致"中低收入人群为富有人群买单"的局面（Humphreys，2010）；相比之下，智利（Missoni and Solimano，2010）和加纳（Varatharajan et al.，2010；Witter and Garshong，2009）则注意到增值税的累进效应，要求医保基金中必须包括一定比例的增值税，以此来保证医保筹资结果的公平性；墨西哥作为全民健康覆盖的典范国家，为覆盖非正式部门人员，调整了以工资为基础的缴费方式，通过公共保险筹资方式逐步覆盖全体国民（Knaul et al.，2012）；智利基于医疗质量的考量，在筹资结构中保证一定比例的私人筹资（Savedoff and Smith，2011）；另外，不同于我国优先考虑人群覆盖，墨西哥（Frenk et al.，2006）和加纳（Varatharajan et al.，2010）都是在保证既定卫生服务覆盖的基础上扩大人群覆盖的。不同国家在两点上具有较为一致的特征，第一，注重对低收入人群的覆盖，并采取不同筹资减免措施；第二，逐步整合成单一的全民健康保险，降低医保碎片化，从而形成具有较强风险分担能力的保险池。仍以墨西哥为例，其碎片化仅存在于不同类型的卫生服务层面，整合程度最高，而人均筹资水平不到 70 美元，低于中低收入国家水平，但其全民医疗保险最接近全民健康覆盖（Knaul et al.，2012；Frenk et al.，2006）。

2. 国内研究现状

国内外有关组织和学者均十分关注我国全民健康覆盖筹资的进展。WHO 在其 2010 年和 2013 年世界卫生报告中均对我国目前实施的全民医保政策及迈向全民健康覆盖所做出的成绩表示肯定（WHO，2010，2013）。虽然国内对"全民医保"和"全民健康覆盖"之间的区别和联系存在争议，但是从健全全民医保体系向构建全民健康覆盖过渡的做法得到很多专家学者的赞同（Hsiao，2007；仇雨临和翟绍果，2010；孟庆跃，2014）。随着全民医保体系的不断发展，当前的卫生筹资策略与医保发展现状脱节，因此本研究对我国全民医保不同实施进展地区的筹资方案进行了归纳与总结。

在全民医保发展较快地区，人群覆盖率一般超过98%，部分地区甚至超过了99.5%（黄韵宇，2012），如天津（姜川，2013）、重庆（向春玲，2009）、嘉兴（潘攀等，2014）、无锡、泰州、兴化等（车莲鸿，2010；詹长春等，2009）。此类地区在城乡基本医疗保险（城镇居民基本医疗保险、新农合）和其他小险种（如中小学生、婴幼儿住院医疗互助金等）整合的基础上，与城镇职工基本医疗保险在制度上进一步衔接。鉴于覆盖人群的可支付能力

（ability-to-pay，ATP）差异较大，相应筹资方案采取"一制多档，趋同设计"的弹性筹资模式。参保人可以根据自身的健康需求和就诊后报销待遇，选择不同的个人缴费标准，而财政个人补助基本相同。另外，东莞（陈琴，2010）和青岛（韩海燕和王勇森，2015）分别于2008年和2015年完成城镇职工基本医疗保险、城镇居民基本医疗保险、新农合"三网"合并，打破户籍、身份、就业与非就业限制，实现城乡医疗保险制度的无缝对接（表1-2）。

表 1-2 我国不同地区全民医保筹资策略

地区	实施措施	筹资机制	政策影响
东莞	2008年7月开始，建立城乡一体化的医保制度，本地户籍企业职工、城乡居民纳入统一的医保制度	所有参保人员缴费标准一致。所有参保人员均按照东莞市社会平均工资3%的额度缴费。其中，城乡居民缴费由财政和个人各缴付一半；职工缴费则由单位交2.3%，个人交0.5%，财政补贴0.2%	东莞医保最大的特色是将异地务工人员同样纳入医保范畴，享受与东莞户籍人口同样的医保待遇。数百万的医保缴费人群、巨大的缴费规模，使得东莞有资金实力建立覆盖企业职工、城镇居民、农民等所有人群的医保制度
苏州	截至2012年10月底，苏州所有区县市的新农合参保人员均转为城乡居民基本医疗保险，与城镇居民享受同等医保待遇	所有乡镇企业就业人员、农村灵活就业人员参加城镇职工基本医疗保险，参照缴费	在统一城乡居民基本医疗保险制度的基础上，苏州在国内率先建立居民医保和职工医保相互转移的双向通道。参保人员在两个险种间通过个人账户转移衔接，个人权益能获得认可和累计
镇江	整合社会医疗保险制度与社会医疗救助制度；整合城镇居民基本医疗保险与新农合为居民基本医疗保险；将大病医疗保险纳入城镇职工基本医疗保险	实行"两基一救助"模式，不增加参保单位和个人的缴费负担	取消住院补充医疗保险，将自费医疗保险等纳入补充医疗保险
成都	2009年将新农合、城镇居民和高校大学生基本医疗保险整合并轨，在全国率先全面实施城乡居民一体化基本医疗保险制度	实现筹资标准城乡一致、参保补助城乡统一、待遇水平城乡均等	—
昆明	2007年，《昆明市城乡居民基本医疗保险实施办法》正式实施	昆明城镇和农村居民基本医疗保险实现"同城同权、同城同保、同城同待"待遇	在市内实现城镇职工基本医疗保险、城镇居民基本医疗保险、新农合三网合一，将其统一为城乡居民基本医疗保险，覆盖到包括乡镇卫生院在内的医院
长春市朝阳区	2013年初试点新农合与城镇居民基本医疗保险整合。实行城乡医疗保险一体化管理，打破城乡居民参保身份限制，实行可选择、可转换、可衔接的参保方式	建立"一制多档"的城乡居民缴费机制，一档与新农合缴费水平一致；二档与城镇居民成年人缴费水平一致；三档中个人缴费较高，参加灵活就业职工医保	参保人员根据自身经济能力选择适合自己的医疗保险，享受相应的医疗待遇。实行城乡医疗保险一体化后，朝阳区新农合待遇远高于其他地区

随着我国全民医保体系不断发展，基本上所有人均可通过履行相应的筹资义务来参加医疗保险；我国逐渐摒弃等额筹资方式，参保人可以根据工作类别、实际收入等情况在不同缴费标准中进行筹资，同时政府对个人补助保持一致（陈春梅等，2021）。但是，筹资策略的顶层设计尚需实证评价其公平合理程度。同时，不同身份、户籍、职业的人群筹资负担是否公平？现行医保筹资策略在制定和实施层面存在哪些缺陷、障碍和壁垒？当前研究均缺乏对医保筹资系统评估、影响因素、作用机制及改善路径方面的深入探讨，这是目前构建全民医保体系和进一步加强全民健康覆盖筹资策略研究的盲点和短板。

3. 卫生筹资再分配研究方法学进展

如前所述，传统方法已不能客观系统地评估卫生筹资系统公平。基于卫生筹资再分配理论，研究者考虑如何从垂直再分配和水平再分配角度共同考量筹资系统的总体公平。雷诺（Reynolds）和斯莫伦斯基（Smolensky）通过比较筹资支付前的基尼系数和筹资后卫生筹资渠道的集中指数差值测量筹资公平程度，该方法称为 Reynolds-Smolensky（RS）指数法（Fisher，1979）。但是 RS 指数法没有考虑相同支付能力人群的筹资贡献度的随机性差异和收入再排序问题，导致此法的测量结果与实际偏差较大。鉴于此，理查德·阿伦森（Richard Aronson）、保罗·约翰逊（Paul Johnson）和彼得·兰伯特（Peter Lambert）进一步将筹资再分配效应分为垂直累进效应，包括内部平均筹资效应（t），以及 Kakwani 指数（V）；典型的水平不公平（H）和再排序效应（R），筹资再分配的综合效应（RE）为 RE=V-（H+R）。这种方法称为 Aronson-Johnson-Lambert（AJL）分解法（Aronson et al.，1994）。

AJL 分解法比较完整地分析了筹资公平内部组成部分，适用性较好。近年来，不同学者利用 AJL 分解法对美国、荷兰、瑞典，以及部分经济合作与发展组织（Organization for Economic Cooperation and Development，OECD）不同领域的筹资公平性进行了研究（Wagstaff and van Doorslaer，1997；Wagstaff et al.，1999）。

（1）AJL 分解法在非卫生领域的研究现状：在税收和养老保险领域应用广泛

AJL 分解法作为筹资影响的研究方法，其作用首先体现在税收和养老保险领域。①税收领域。筹资再分配理论源于税收研究领域。因为税收作为筹资再分配的主要形式，会对征税前后不同属性人群产生不同程度的收入影响。Bogetic 和 Hassan（1995）、Bird 和 Zolt（2005）、Wagstaff 等（1999）、张世伟和万相昱（2008）、胡汉军和刘穷志（2009）等利用 AJL 分解法研究发现：城乡分类、税率、居住地、职业、性别等因素可以造成税收再分配效应的差异。②养老保险领域。养老保险是筹资再分配的另外一种形式。美国社会保障管理局在一份报告中指出，如果没有养老保险，因衰老、疾病所致的收入再分配所带来的致贫影响将使得美国老年贫困人口从 9%上升到 48%（Ozawa，1977）；何立新（2007）、彭浩然和申曙光（2007）、王晓军和康博威（2009）等的研究表明，养老保险的筹资不公平性不仅表现在不同收入人群之间的差异，在相同收入人群中会因不同职业、缴费方式、退休年龄、寿命等差异及制度碎片化造成相同收入人群中的不同筹资再分配效应。

（2）AJL 分解法在卫生领域的研究现状：聚焦于筹资再分配效应的潜在影响因素

AJL 分解法在卫生领域应用较少，主要为国外学者所关注。1997 年，Wagstaff 和 van Doorslaer（1997）首先将 AJL 分解法应用到卫生领域，通过分析荷兰医疗保障体系发现，即使覆盖人群存在累进的筹资公平状况，相同收入人群之间仍然存在不同程度的水平不公平。1998 年，Gerdtham 和 Sundberg（1998）发现，瑞典的税收渠道的筹资再分配效应出现卫生资金从经济水平一般的郡县向经济水平高的郡县转移的情况，其原因在于各郡县在同一税种上设定了不同税率。Wagstaff 等（1999）通过分析 OECD 国家的卫生筹资再分配效应发现，公共筹资渠道一般有利于低收入人群，但程度较小；私人筹资渠道明显地利于高收入人群。Honekamp 和 Possenriede（2008）发现，工资税和个人所得税相对于医疗保险定额缴费具有卫生筹资再分配效应；他们同时发现，如果在社会医疗保险筹资方式设定起付线和共付率，其卫生筹资再分配效应不劣于税收筹资方式。Bilger（2008）发现，瑞士的医疗服务价格差异和高比例的 OOP 是导致卫生资源向高收入人群再分配的主要原因。

国内关于卫生筹资再分配的研究甚少。应晓华等（2004）发现，水平再分配效应主要受医疗保险覆盖率影响，水平不公平是我国卫生筹资不公平的主要原因；此外，即使享受相同医保制度，如果保障程度较低、自付率高，同样也会产生较高程度的水平不公平。解垩（2010）经研究发现，通过提高医保覆盖率、加大财政投入力度等方式能较好地促进卫生筹资的水平再分配效应。柴培培（2012）认为，消费税是间接税，其作用于低收入人群的税负加剧了卫生筹资的不公平程度。刘涵等（2013）通过分析新疆生产建设兵团（简称新疆兵团）的基本医疗保险发现，城镇居民基本医疗保险的筹资再分配效应为负。该学者认为，这主要是由城镇居民基本医疗保险"一刀切"的缴费方式导致的。另外，两位学者均发现，医疗保险不同筹资模式影响筹资再分配效应的程度。

（二）研究意义

1. 公平合理的筹资机制是实现全民健康覆盖目标的要求

基于先行典型国家的经验，WHO 特别重视卫生筹资在全民健康覆盖中的作用。2010年世界卫生报告《卫生系统筹资：实现全民健康覆盖的道路》发布会在北京召开。该报告在总结以往各国研究和实践基础上，明确全民健康覆盖包括人群覆盖、服务覆盖和筹资覆盖三个维度，其中筹资覆盖具有基础性作用，因为人群覆盖和服务覆盖实际上反映全民健康覆盖对筹资的需求，即通过医疗保险、税收或其他风险分担机制覆盖卫生服务成本的水平和比例（WHO，2010）。报告指出，公平合理的筹资策略是全民健康覆盖成功推进的关键。同时，WHO 高度评价了中国在完善城镇职工基本医疗保险、建立城镇居民基本医疗保险和新农合制度、构建全民医保体系及其筹资机制，迈向全民健康覆盖方面所做出的努力（Barber and Yao，2010；Meng and Tang，2010；WHO，2010）。随着全民覆盖程度的不断加深，筹资方式的更新和筹资水平的提高、更多人群和服务项目的覆盖，需要评价筹资系统的总体公平程度，这不仅包括不同可支付能力人群的筹资负担分布状况，还需要考量相同可支付能力人群因非经济因素障碍导致的筹资不公平。

2. 我国医疗保障体系推进过程中影响卫生筹资不公平程度的新问题突显

我国在医保覆盖推进过程中，卫生筹资系统中的水平不公平程度日益加深。相对于评价不同可支付能力人群筹资贡献度的垂直公平，水平公平用于分析相同可支付能力人群的筹资均衡分布状态。随着医疗卫生体制改革的不断深化，医疗保障覆盖面的广度和筹资的深度均不断增加。在此基础上，党的十八大明确要求，健全我国全民医保体系，提升医保筹资系统的公平性程度（胡锦涛，2012）。在完备合理的医保筹资机制下，覆盖人群不应当因其年龄、性别、户籍、健康状况等因素造成严重的筹资负担差距。但在我国目前社会经济水平和现行卫生筹资机制下，由职业、年龄、居住地等因素导致的各相同收入组筹资额度差异不断扩大。例如，浙江省相同收入组中，随着家庭 65 岁以上人口的增加，人均家庭筹资额度相应按 1.30 倍速递增（方豪等，2003）；对比新疆生产建设兵团人群和团场人群，在两者低收入 20%人群组中，新疆生产建设兵团从业者通过直接税进行的卫生筹资是团场从业者的 2.08 倍（刘涵等，2012）；同等收入组家庭中，天津市人均筹资额度是云南省的 4.30 倍（万泉等，2013）。更为严重的是，由于水平不公平进一步引发相同收入人群的收入再排序效应（如因病致贫、返贫的现象），这是不合理筹资策略引发的不良后果，对评价筹资的水平公平乃至系统公平造成了实际困难。可见，水平不公平已经对我国构建公平合理的全民医保筹资机制造成了严峻挑战。但是，目前我国卫生筹资的水平公平的评价方法、不公平程度、影响因素及其作用机制尚不明确。

WHO 表示出对各国在全民健康覆盖实践中水平不公平问题的担忧。随着我国医保覆盖面的不断提高，医保碎片化程度不断降低，WHO 和《柳叶刀》杂志均对我国在推进全民医保、通往全民健康覆盖道路上的努力和成绩表示了肯定（Liu et al.，2008；WHO，2010；Yip et al.，2012）。但是，WHO 同时指出，大部分国家在推进全民覆盖过程中，筹资公平的实际障碍不仅体现为覆盖内外人群的筹资负担差异，还包括覆盖内人群因具体的制度安排、居住地、健康状况、流动状况、职业、性别、年龄、种族、宗教信仰等因素影响人群的水平不公平。如果忽视这些因素，卫生筹资不公平程度将随着覆盖面的不断提高而增加（David and Carissa，2010；WHO，2010）。然而，由于卫生筹资系统公平评估的多维性和复杂性，传统的研究方法难以提供有效的循证支持，当前鲜有研究涉及卫生筹资水平公平及其作用机制的测量与评估，导致现有的卫生筹资策略缺乏客观系统的证据支持，该领域的研究与实践也难以有新的突破。因此，我国在进一步构建规范的全民健康覆盖筹资机制时急需科学的技术支撑。

3. 卫生筹资再分配理论为构建全民健康覆盖筹资机制提供技术支撑

在研究卫生筹资公平的理论及方法中，包括 WHO 采用的卫生筹资公平（Fairness of Financing Contribution，FFC）指数法和欧盟研制的累进性分析。但 FFC 指数法不能区分筹资体系的累进或累退，对公平性的敏感度不足（Ammar and Kasparian，2001）；欧盟委员会资助的卫生服务公平性研究项目研发的累进性分析能够判定系统的累进程度，但是政策制定者所关注的卫生筹资系统不公平性的原因与水平不公平程度，则是累进性分析所不能满足的（Wagstaff，2001）。基于技术上的短板和决策者的需求，世界银行 2008 年出版的《基于家庭入户数据的健康公平分析：技术与操作》（*Analyzing Health Equity Using Household Survey Data: A Guide to Technique and Their Implementation*）提出卫生筹资再分配理论，从资金再分配作用的角度出发，指出卫生筹资能够对人群的可支配收入产生再分配效应，包括垂直再分配效应和水平再分配效应（O'Donnell et al.，2008）。垂直再分配指卫生筹资在不同收入水平人群中分配的公平程度；水平再分配指卫生筹资在相同收入水平人群中分配的公平程度，包括水平平等效应和收入再排序效应，前者指相同收入组内人群因政策安排（如缴费率）、职业、年龄、健康状况等原因导致的筹资再分配效应的不公平程度，后者指由筹资后引起全人群的收入排序变化而导致的不公平程度。根据水平平等效应程度、收入再排序效应，同时结合灾难性卫生支出指标分析筹资后（尤其是 OOP）的灾难性支出情况，从而评价卫生筹资水平公平程度。因此，面对全民健康覆盖筹资策略中的新问题，卫生筹资再分配理论在考察各收入组间累进效应的基础上，分析各收入组内筹资水平再分配作用，综合评估卫生筹资的总体分布，分析和归纳全民健康覆盖进展中筹资公平性变化的归因，产生循证证据，为决策提供依据。

综上，公平合理的筹资机制是构建和完善我国全民健康覆盖实践的重要前提和基础，但水平不公平已日益成为全民健康覆盖筹资策略的挑战。当前对卫生筹资机制的理论研究与政策实践主要在于考量和调整因人群支付能力差异所导致的垂直不公平，缺乏对相同可支付能力人群的筹资差异的关注。WHO 对全民健康覆盖筹资策略的预警和世界银行的卫生筹资再分配理论，为系统研究和设计全民健康覆盖筹资策略提供了可能性。为此，本研究拟深入开展基于卫生筹资再分配视角的全民健康覆盖筹资策略研究，其理论和实践应用价值主要体现在以下几点。

1）通过实证评估和策略构建，探究我国现行全民医保筹资机制的作用机理，不仅有利于政府部门形成更加规范的卫生筹资政策，也有利于为制定全民健康覆盖筹资规划、策略及方案提供重要的参考依据。

2）有利于系统评估我国卫生筹资体系的整体公平性。随着各地构建和完善全民医保体系，不同属性特征（如职业、户籍、流动状况等）人群均覆盖在医疗保险制度下，由之导致的卫生筹资的水平不公平程度尚不明确。本研究切合现实需要，为我国完善全民医保筹资策略提供实证参考依据。

3）通过系统评估筹资公平程度与挖掘潜在影响因素，探寻构建全民健康覆盖的筹资策略。通过实证研究我国全民医保代表性地区筹资的水平公平和垂直公平程度，探究影响筹资公平性的因素和机制，进一步完善全民健康覆盖筹资策略，具有较好的理论意义和实践应用价值。

在检索和调研国内外研究现状后发现：国内对全民健康覆盖筹资策略的研究程度较低。虽然个别学者通过横断面研究认为，垂直不公平无法完全解释筹资系统不公平状况，推断其与人群的职业、户籍、年龄等因素有关，但是此类研究总体上很零散、不系统，尤其缺乏通过缜密的研究设计来挖掘和论证潜在影响因素、系统评估结果等方面的实证研究。国际上对全民健康覆盖筹资理论与实践的探索较深入，对卫生筹资机制进行系统评估的研究方法也具有说服力，但这些研究以个案为主，代表性不足，没有系统归纳卫生筹资及其公平性的影响因素，也没有解释相关影响因素与相应筹资策略之间的作用机制。

综上，目前关于全民健康覆盖筹资策略的实证与规范研究十分匮乏，尤其缺少卫生筹资公平性的系统评估及影响因素的机制分析。在国际上全民健康覆盖筹资实践和我国构建全民医保体系的背景下，本研究以代表性地区全民医保筹资模式的政策分析与现况研究为基础，以筹资再分配效应系统评估为主线，以潜在影响因素的作用机制研究为桥梁，建立我国当前全民医保筹资及公平性现况、影响因素与问题根源之间的联系，为调整全民医保筹资方案明确改善路径并提供策略支持，促进我国全民健康覆盖筹资策略的协调、健康、可持续发展。

第二节 研 究 目 的

本研究拟通过归纳我国不同社会经济发展水平和全民医保实施进展地区的筹资模式，揭示当前医疗保险筹资现况，深入分析不同模式的医保筹资再分配效应，挖掘医保筹资水平再分配与垂直再分配的影响因素和问题根源，探寻影响筹资系统公平分布的作用机制，形成基于循证的全民医保筹资的思路、内容和具体实施策略，为研制基于卫生筹资再分配效应视角的全民健康覆盖筹资策略提供理论参考与决策依据。具体研究目标包括以下几方面。

1）从卫生筹资的方式、渠道、结构、水平及对公平性的系统影响等多维度探寻适合我国国情的全民健康覆盖筹资策略的理论基础，阐明相应的筹资策略理论框架。

2）根据卫生筹资再分配的理论与模型，在分析我国不同经济发展水平和全民医保进展程度地区的筹资现况基础上，评价样本地区医保筹资累进程度、水平平等效应与收入再排序效应。

3）评价样本地区基本医疗保险制度的结构合理性、运行效率和实际保障效果，从覆盖范围、缴费标准、保障待遇、医保基金管理等维度分析医保筹资覆盖的实施进展，结合医保运行效率和门诊患者实际保障效果及其影响因素，评价基本医疗保险制度的实施效果；通过集中指数来分析不同医疗保险的保障公平性；分析大病保险和疾病应急救助制度对参保人的经济保护程度；从异地就医和支付方式改革等方面评价运营管理的现状；全面地评估医疗保险制度的运行效果。

4）基于卫生筹资再分配实证结果和医保筹资系统的运行效果，利用对当地卫生行政部门、社会保障部门、财政部门、居民等利益相关者的访谈文本及相关政策文件与文献等文本资料，探究影响医保筹资现况及公平性结果的作用机制。

5）在综合上述理论和实证研究基础上，探讨如何在总体制度设计和具体操作层面，构建适合我国国情的全民健康覆盖筹资机制的政策框架、实施思路与内容，研制系统的筹资策略集。

第三节　研　究　内　容

（一）构建适合我国国情的全民健康覆盖筹资策略理论框架

基于卫生筹资理论、医疗保险学、公共财政学、福利经济理论，以国际上全民健康覆盖实践和我国构建全民医保体系为背景，结合 WHO、世界银行的卫生筹资研究和不同发展水平国家的全民健康覆盖的经验，在文献归纳和总结基础上，探讨我国卫生筹资机制及其公平性理论框架，包括：①归纳国际上实行全民健康覆盖的典型国家的筹资模式及对公平性影响；②对比典型国家与我国的社会制度、经济发展水平、卫生总费用、医疗服务体系、人群健康状况、社会文化习惯的异同点；③对比卫生领域顶层设计、医疗保险筹资结构、统筹层次、风险分担方式、人群覆盖率、医疗救助制度的异同点；④通过对比分析与专家研讨等形式，探讨适合我国国情的全民健康覆盖筹资策略理论框架。

（二）我国不同经济发展水平和全民医保实施进展地区卫生筹资实证研究

1.样本地区全民健康覆盖实现程度测量与筹资情况分析

从 WHO 推荐的人群覆盖、服务覆盖和筹资覆盖三个维度测量样本地区全民健康覆盖实现程度，包括医保统筹层次、人口覆盖率、医疗保险整合程度；卫生服务项目遴选机制、医保诊疗项目和药品目录内容及分类；医保补偿广度，包括医保实际覆盖率、补偿人群占覆盖人群和全人群的比例、应就诊未就诊比例、应住院未住院比例等，以及医保补偿深度，包括报销费用占医疗总费用比例和 OOP 比例。对于筹资覆盖，利用卫生总费用及其时间序列等数据，宏观分析样本地区卫生筹资总量、渠道、水平和发展趋势；通过家庭入户调查，微观了解居民个体的筹资结构、方式、能力与额度；利用倍差法分析全民医保代表性地区在医保覆盖率、筹资水平、个人卫生支出变化等方面的净效果；总结不同医保筹资模式的发展规律，对我国全民健康覆盖及筹资模式进行初步评价。

2. 卫生筹资水平平等效应和收入再排序效应评估

通过家庭入户调查，利用 AJL 分解法分析医保筹资前后同等收入人群的筹资负担和各收入组筹资前后基尼系数，测算各收入组的人口占总人口比例和收入占总收入比例，评估筹资的水平平等效应，测量筹资前后的全人群的收入排序变化幅度；进一步分析和比较参加不同医疗保险、不同筹资方式、不同职业、城乡的相同收入人群的水平平等效应和收入排序变化幅度的差异。

3. 卫生筹资垂直再分配效应分析

根据家庭入户调查数据测算人均家庭消费水平、各类筹资渠道筹资水平和不同筹资来源的贡献度；测量医保筹资负担在不同人群的分布状况；经卫生筹资贡献率权重调整后的 Kakwani 指数测量不同地区、不同筹资模式和不同渠道的累进程度，对不同地区医保筹资模式的垂直再分配效应进行比较。

（三）卫生筹资再分配效应影响因素及作用机制研究

通过收集和转录调研的访谈文本和文献的文本资料，挖掘医保筹资再分配效应的影响因素，如职业、性别、年龄、户籍、流动状况、健康状态及其他潜在因素，在此基础上分析医保筹资策略的作用机制。

（四）样本地区全民健康覆盖进展评估效果测量

通过测量综合医改试点前后医保评价指标，分析样本地区医保改革对医保覆盖率、医保筹资、医保对居民的经济保护、医保公平性、医疗保险运行效率的影响。①医保覆盖率：通过在省级或地级市层面获得某一特定保险或全民医保的覆盖情况；②医保筹资：从医疗保险个人筹资、筹资标准、人均缴费、政府支持等维度分析医疗保险的可持续性；③医保对居民的经济保护：通过门诊和住院政策报销比例和实际报销比例说明不同险种的保障水平，同时分析城乡居民基本医疗保险整合对保障水平的影响；④医保公平性：通过测量不同险种的集中指数说明医疗保险实际保障公平性；⑤医疗保险运行效率：通过数据包络分析（data envelopment analysis，DEA）和全要素生产力指数评价医疗保险运行效率。

（五）样本地区全民健康覆盖实施进展典型案例

介绍样本地区医保的改革举措、管理机制和实施效果；探究当地在整合不同医疗保险险种过程中人口覆盖、统筹层次、筹资机制、保障水平、运行管理的进展、问题与对策；归纳不同医疗保险险种的管理衔接、保障衔接与发展趋势；总结低收入人群与社会边缘人群的医疗救助制度方式；通过政策文件收集、数据资料收集和关键人物访谈等，重点发现样本地区在医保筹资改革方面的亮点工作，总结工作经验、提炼推广价值。

（六）构建全民健康覆盖筹资策略的规范研究

基于上述分项研究结果构建全民健康覆盖的筹资策略：结合社会发展水平，提出不同阶段的筹资机制；分析国内地区间社会经济水平和文化差异，并结合不同地区的医保制度、公共筹资和私人筹资水平，预测全民健康覆盖下的筹资能力；结合地区间社会经济水平差异，分析不同地区医保制度及筹资方式，设计与地区发展水平相适宜的具体筹资方案；针对低收入人群和社会边缘人群，构建防止灾难性卫生支出的财务风险保护机制；通过循证决策程序和专家论证等形式构建全民健康覆盖的筹资政策框架、实施思路与内容，研制系统的筹资策略集。

第四节　研究方法

（一）研究方案思路

基于全民健康覆盖的理念，在我国构建全民医保体系背景下，分析我国全民健康覆盖进展与医疗保险筹资现况，利用卫生筹资再分配研究方法评估我国医保筹资系统分布状态。在理论研究部分，通过比对实施全民健康覆盖的典型国家和我国在社会制度、经济水平、卫生服务体系和医保筹资模式等方面的异同点，探讨构建适合我国国情的医疗保险筹资公平性理论基础；在实证研究部分，在前期调研基础上进行追踪调查，利用 AJL 分解法分析医保筹资再分配效应，利用倍差法分析实施全民医保后筹资变化的净效果，进一步探寻筹资再分配效应的影响因素和作用机理；在规范研究部分，基于理论研究产出和实证研究结果，通过焦点组讨论、德尔菲法、专家论证等方式，依据循证决策程序设计适合我国国情的全民健康覆盖的筹资策略。

（二）具体研究方法

1. 卫生系统强化的监测和评价框架

WHO 和世界银行于 2010 年推出了卫生系统强化（health system strengthening，HSS）的监测和评价（monitoring and evaluation，M&E）框架，该框架基于 WHO《援助实效问题巴黎宣言》的相关原则，其基础是从投入到产出的结果链（results chain），如图 1-1 所示。它主要由四块指标域组成：①投入和过程（inputs and processes）；②产出（outputs）；③结果（outcomes）；④影响（impact）。针对每一块指标域，该框架还推荐了可供选择的数据来源，以反映卫生系统从短期到长期的变化和影响。此外，框架还概括了在整个结果链中需要的数据质量控制、数据合并和分析工具。

本研究采用该框架作为总体分析框架（图 1-1），将全民医保政策的推行视为强化卫生系统绩效的手段，选定居民的需方视角，评价实施全民医保制度过程中投入和产出，即制度设计的可行性与卫生筹资方式的合理性，并对全民医保推进后对人群的需方结果做出评价，最后总结我国现有全民医保制度和筹资方式对人群健康和财务风险保护的影响，并为完善全民医保和推行全民健康覆盖提供建议。

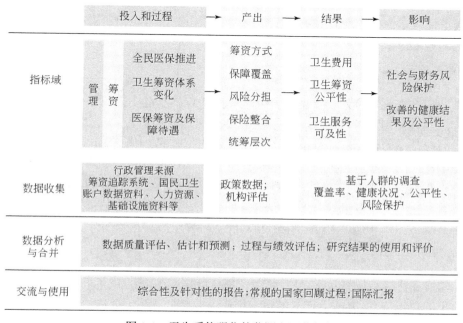

图 1-1 卫生系统强化的监测和评价框架

四个指标域中，"投入和过程"指用于支撑卫生筹资系统所需的管理与筹资举措，包括全民医保推进、卫生筹资体系变化和医保筹资及保障待遇，并且通过采取行动、开展工作来将投入转化为产出。"产出"一般是指卫生管理部门可以控制的效果，在本研究中涉及筹资方式、保障覆盖、风险分担、保险整合、统筹层次等，探究不同全民健康覆盖进展地区的筹资策略设计、模式与实施安排。"结果"为投入后产生的变化，本研究主要指卫生费用、卫生筹资公平性、卫生服务可及性方面的变化，具体涉及卫生总费用投入、卫生筹资总额、各筹资渠道绝对额度和占比，以及医疗保险覆盖率、筹资累进程度、水平平等效应与收入再排序效应等，比较不同全民健康覆盖进展地区在卫生筹资前后有关"结果"指标的变化情况及差异。"影响"则更多反映的是中长期结果，该部分主要涉及对居民医疗财务风险保护程度和人群健康状况促进的结果分析，包括社会与财务风险保护、改善的健康结果及公平性，涉及患者的疾病经济负担自我感知、两周就诊率、年住院率、OOP 占卫生总费用比例及健康自感评价等。

另外，卫生系统强化的监测和评价框架还关注数据分析与合并，包括数据质量评估、估计和预测；过程与绩效评估；研究结果的使用和评价。

2. 文献资料归纳与政策文件整理

利用中国知网、万方、美国国立医学图书馆（PubMed）、科学网（Web of Science）和综合学术期刊数据库（ProQuest）等中英文数据库以及图书馆馆藏资源，查阅国内外有关医疗保险制度评估的相关文献，以"全民健康覆盖""卫生筹资""全民医保""医疗保险制度""统筹层次""整合""公平性""评价""评估"等为主题模糊搜索，整理归纳相关概念、研究进展、研究方法及评价指标等内容，为本次评估提供理论依据；整理调查地区医疗保险制度改革的政策文件、统计数据、汇报材料等，为评价全民健康覆盖筹资的实施效果提供循证基础和政策依据。

3. 描述性分析

采集被调查家庭年收入、支出及各分项支出，包括食品支出、社会保障支出、医疗保障支出等；计算被调查者直接税、间接税、城镇职工基本医疗保险、城镇居民基本医疗保险、城乡居民基本医疗保险、新农合缴费；计算职工医保、城乡居民基本医疗保险、城镇居民基本医疗保险、新农合的基本情况，如参保率、人均筹资、政策报销比例、实际报销比例、基金收入与支出的年平均增长速度、各级医疗机构基金支付的构成比，并根据上述指标对城乡居民基本医疗保险整合前后进行描述性分析，用于评估医保整合前后相应指标变化情况。对大病补偿的实际报销比例和补偿人次进行描述性分析。

4. 卫生筹资累进性分析

卫生筹资累进性分析是从微观层次，站在家庭和个人角度反映不同经济水平的人群对各种卫生支出的负担情况。因此，研究的第一个假设前提是，所有的卫生支出，无论由谁支付，最终都将分摊到全社会的各个家庭。按卫生筹资渠道划分，预付表现为三种方式——税收、社会医疗保险和商业健康保险；现付主要表现为 OOP。

（1）卫生筹资累进性分析中主要变量的含义

卫生筹资累进性分析以家庭为基本单位，其所需主要变量包括：家庭负担的税收支出、社会医疗保险支出、商业性健康保险支出、OOP，以及可支付能力和家庭等值人口。上述所有变量均来自家庭入户调查资料，为保证数据尽可能稳定可靠，调查期（回顾期）最好为 1 年。

直接税、间接税和专项税（用于卫生部门）是家庭税负的主要组成部分。但是从家庭调查中能够直接获得和测算的税收仅仅是家庭负担全部税收的一部分，因此，需要建立相关假设，认为某些无法从调查中获得的税收在家庭间的分布与已知某种或某几种税收的分布相同。例如，假设企业所得税与个人所得税的分布相同；营业税与消费税分布相同等。

家庭成员的社会医疗保险个人缴费是家庭的社会医疗保险支出。在我国，卫生筹资中的社会医疗保险主要指城镇职工基本医疗保险，农村地区的合作医疗虽然是农民自愿参加的，但是在累进性分析中，仍然可以划归为社会医疗保险范畴。测算中，除个人缴纳的部分外，单位缴纳部分也必须看作由家庭负担。例如，根据《国务院关于建立城镇职工基本医疗保险制度的决定》，基本医疗保险费由用人单位和职工共同缴纳,用人单位缴费率应控制在职工工资总额的 6%左右，职工缴费率一般为本人工资收入的 2%。在计算家庭负担的社会医疗保险支出时，必须将 8%全部计入。

家庭商业性健康保险支出指家庭成员购买由保险公司经营的商业性健康保险时所缴纳的保险费，如果某种商业性健康保险是由单位（雇主）购买的，也应计入家庭支出中。在卫生筹资累进性分析中，尚不能涉及健康的其他险种（如意外伤害险、交通险等），目前家庭商业性健康保险支出仅指人身保险中的健康险。

家庭 OOP 指在调查期内，家庭成员接受各种医疗卫生服务时所支付的现金。但是在家庭所缴纳的医疗费中，需要扣除可能由各种医疗保障制度（包括社会医疗保险和商业健康保险）所支付的补偿金。

关于可支付能力的含义，有两种观点：一种观点认为，可支付能力是指有效的非生存性收入，即在可支付能力中不应包括家庭在食品、最低限度的衣物及住所等方面的基本需求支出；另一种观点则认为，可支付能力涵盖了家庭的所有财富，即家庭各项消费总支出。无论是哪种观点，均明确指出，在可支付能力中必须包括家庭的全部卫生支出、缴纳的税收和社会医疗保险支出。对卫生筹资分布状况的评价，一般采用第二种观点，将可支付能力定义为家庭生活标准（living standard）加上家庭缴纳的直接税和社会医疗保险支出。

家庭生活标准最佳的衡量指标为家庭消费，因为它反映每个家庭的实际生活状况，其次为家庭支出、家庭收入，但家庭收入数据不稳定，容易受额外收入的影响；如果上述数据均无法获得，只能采用财富指数（wealth index）估算。

上述各变量均以家庭为单位进行收集、测量，但是家庭的可支付能力并不能准确反映不同家庭经济水平的差距，所有的变量最后都应人均化，如果采用家庭的自然人口进行人均，由于受家庭成员的年龄和性别因素影响，结果不能真实反映各个家庭之间的经济差别，因此，在累进性分析中，一般不采用自然人口计算，而是用标化的等值人口对上述变量进行调整。等值人口的理论有很多，其中最简单、最常用的是成人等值人口（adult equivalence，AE），主要目的是反映和标化儿童相对于成人的消费需求。

（2）主要变量的测量方法

直接税：从家庭调查资料中反映的城镇居民直接税主要是个人收入所得税，在农村家庭，还包括农业税和农业特产农业税。这些变量可以通过入户调查直接获得，个人收入所得税也可以通过家庭成员收入和个人收入所得税税率表间接测算得出。

间接税：家庭负担的间接税很难直接获得，一般通过家庭各种消费额来测算，主要测算家庭所负担的各种流转税，如增值税、消费税等。根据数据可得性，间接税有两种具体测算方法。第一种方法是根据家庭调查资料中各项消费额的详细记录，结合对应商品的各种流转税的税率分类计算。但是要事先判定各种税率是价内税还是价外税，以便选用不同的计算公式。第二种方法是针对家庭调查资料中没有详细记载各项消费额的数据，可根据当地统计部门公布的宏观数据，测算本地消费额的各项间接税的平均税率，用平均税率测算每个家庭所负担的间接税。

由于本研究采用入户调查的方式，家庭负担的直接税数据无法获得，因此对直接税忽略不计，仅对间接税进行分析。受家庭入户调查数据限制，在间接税中只能对家庭负担的增值税和消费税进行计算，并以家庭负担的增值税和消费税的分布为代表，总体反映全部税收在不同家庭的分布情况。

由于我国二元经济的结构特点，城乡之间社会保障体系不同，因此，有必要分别计算城乡家庭负担的社会医疗保险支出。

城镇家庭：根据家庭成员的工作单位性质和所从事的职业判断其是否享受城镇职工基本医疗保险，并按照缴费基数（工资性收入）和当地基本医疗保险缴费标准，测算该成员负担的社会医疗保险支出，测算中必须包括个人和单位缴纳的全部社会医疗保险费。

农村家庭：根据调查资料提供的信息，判断和筛选参加新农合的家庭，并根据当地新农合实施办法计算家庭缴纳的保险费用。

家庭商业性健康保险支出直接来自家庭入户调查，由于商业健康保险费用在我国卫生总费用中所占份额很小，如果所得资料无法获取相关数据，可以忽略不计。

家庭 OOP 直接来自家庭入户调查，如果调查数据分别提供门诊费用和住院费用，必须保证两者调查的回顾期相互一致。

可支付能力：是家庭生活标准、家庭缴纳的直接税、家庭社会医疗保险支出的总和。

家庭生活标准无论采用家庭消费、家庭支出还是家庭收入，数据均直接来自家庭入户调查。

家庭等值人均卫生支出和等值人均可支付能力分别等于家庭各种卫生支出和可支付能力除以家庭等值人口。本研究中，家庭等值人口为成人等值人口：

$$AE = (A + \alpha K)^{\beta} \tag{1-1}$$

其中，AE 为家庭等值人口，A 为家庭成年人口，K 为家庭 0~14 岁儿童数，α 为儿童成本参数，β 为经济水平程度的参数。根据国际经验，在发展中国家，α 的值在 0.3 和 0.5 之间；β 的值应接近所研究社会中食品消费所占的最大比例。

（3）卫生筹资累进性的分析方法

目前，国际上对卫生筹资累进性进行分析评价，主要采用比例法和指数法两大类方法。

比例法是将所有家庭按等值人均可支付能力从低到高排序，进行五分组或十分组，每组中样本家庭数量相同，分别计算每组等值人均可支付能力和各种等值人均卫生支出的合计数，测算其占全部等值人均可支付能力和各种等值人均卫生支出的比例。比较每组中各种卫生支出的比例与可支付能力比例的关系，做出累进或累退的初步判断。如果卫生系统的筹资机制是累进的，则低收入人群卫生支出占卫生总支出的比例将小于其可支付能力占总支付能力的比例，高收入人群卫生支出占卫生总支出的比例将大于其可支付能力占总支付能力的比例。如果卫生系统的筹资机制是累退的，上述比例关系恰好相反。

与比例法相比，指数法测量与分析卫生筹资累进性更为直观和全面。在经济学研究领域中，指数法最早用于测量税收负担的公平程度，后来被普遍用于评价各种筹资机制，最有代表性的是集中指数和 Kakwani 指数。

可利用下列公式计算 Kakwani 指数。首先，将所有家庭按等值人均可支付能力从低到高排序，根据等值人均可支付能力计算基尼系数，根据各种等值人均卫生支出计算各自的集中指数，计算方程如下：

$$2\sigma_R^2[h_i/\eta] = \alpha + \beta R_i + \mu_i \qquad (1\text{-}2)$$

其中，h_i 为每个家庭的等值人均可支付能力或等值人均卫生支出，i 指某特定家庭，η 为其对应均数，R_i 为根据等值人均可支付能力排序后的小数秩次，σ_R^2 为其方差，α 为常数项，μ_i 为残差。

如果 h_i 为等值人均可支付能力，则 β 的估计值为基尼系数。

如果 h_i 为等值人均卫生支出，则 β 的估计值为这种卫生支出的集中指数。

各种卫生支出的 Kakwani 指数为其集中指数减去基尼系数。

全部卫生筹资的 Kakwani 指数通过加权计算获得，计算公式如下：

$$K = \sum_{j=1}^{n} w_j K_j \qquad (1\text{-}3)$$

其中，K_j 为各种筹资渠道的 Kakwani 指数，j 指某特定筹资渠道，w_j 为其对应权重，n 为筹资渠道总数，$n=1,\cdots,j$。所有筹资渠道的权重之和为 1。权重来自本地区卫生总费用数据，为该种筹资渠道的费用占卫生总费用的比重。

在实际分析中，可能会出现一些特殊情况，例如某种卫生支出在低收入人群中是累进的，而在高收入人群中为累退的，如果仅计算 Kakwani 指数来反映卫生筹资的累进性，将会掩盖很多真实情况，因此，还需要绘制洛伦兹（Lorenz）曲线和各种卫生支出的集中曲线来直观清晰地反映各个人群卫生支出的累进性。

图 1-2 中，将所有个体按可支付能力从低到高排序，横轴表示家庭累积百分比，纵轴表示收入或费用累积百分比。曲线 A 是可支付能力的集中曲线，曲线 B 是卫生支出的集中曲线。随着收入增加，而卫生支出占可支付能力比例不变，也就是说曲线 A 与曲线 B 接近重合，表示卫生筹资是等比例的；如果曲线 A 位于曲线 B 的左上方，表示卫生筹资是累进的；如果曲线 A 位于曲线 B 的右下方，表示卫生筹资是累退的。曲线 A 和曲线 B 之间面积的大小反映了卫生筹资累进或累退的程度。

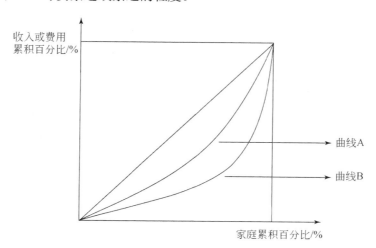

图 1-2 卫生支出的集中曲线示意图

假设整个正方形面积为 1，将曲线 A 看作是洛伦兹曲线，基尼系数等于曲线 A 与对角线之间面积的两倍,取值范围为 0～1,卫生支出的集中指数等于曲线 B 与对角线之间面积的两倍,取值范围为-1～1。Kakwani 指数为曲线 A 与曲线 B 之间面积的两倍,其取值范围为-2～1。如果 Kakwani 指数为正,表示卫生筹资是累进的;反之,卫生筹资则是累退的。如果卫生筹资是等比例的,则 Kakwani 指数为 0。

图 1-2 中,曲线 A 是一条向下弯曲的曲线,不会出现超过对角线的情况;但曲线 B 不一定始终表现为向下弯曲的特性,可能会出现超过对角线的情况。而且,曲线 A 和曲线 B 可能会出现交叉,表明这种卫生支出在一部分人群中是累进的,在另一部分人群中是累退的,如果单纯采用 Kakwani 指数反映其累进性,累进和累退的部分会相互抵消,运用曲线进行比较,可以更直观和准确地反映不同卫生筹资渠道的累进性。

5. 卫生筹资再分配效应分析——AJL 分解法

采用世界银行推荐的分解收入再分配效应 AJL 分解法,通过居民的家庭入户调查,收集卫生筹资的详细数据,测算样本地区各类卫生筹资渠道的收入再分配效应及卫生筹资系统总体的收入再分配效应。卫生筹资再分配效应(RE)分为两个部分,即垂直再分配效应(V)和水平再分配效应[包括水平平等效应(H)和收入再排序效应(R)]:

$$\mathrm{RE}=V-(H+R) \tag{1-4}$$

也就是说,卫生筹资再分配效应取决于:①垂直累进效应,该效应由两个独立的效应组成——平均筹资比例(T),以及 Kakwani 累进指数(π^k);②典型的水平平等效应和收入再排序效应。卫生筹资再分配效应可以充分表示为

$$\mathrm{RE} = \left(\frac{g}{1-g}\right)\pi^k - \sum \alpha_X G_{F(X)} - G_{X-T} - C_{X-T} \tag{1-5}$$

其中,G_{X-T} 是卫生服务筹资后的 Gini(基尼)系数,C_{X-T} 是按照卫生服务筹资前收入排序计算的筹资后集中指数,g 为平均筹资水平,$G_{F(X)}$ 是基尼系数,用于测量筹资后的不公平性,这主要是由于筹资前相同收入水平的居民在筹资后变得不平等,因为筹资前处于相同收入水平的家庭或个人支付了不相等的卫生保健支出。每个收入水平组的水平不公平由 α_X 加权,表示的是第 j 组的人口比例,以及支付后处于收入 X 水平的个体的收入比例。因为相同收入组的两个个体可能会产生不同数量的卫生支出,从而导致收入排序发生改变。R 测量的是支付后收入的基尼系数和支付后收入的集中指数的差值。R 取值为 0 则表示支付前后没有发生收入再排序。等式右边第一部分式子测算的是每个人支付相同的筹资额度(包括预付和后付)条件下,所能带来的不公平的减少值(也就是相同支付下不公平的减少):

$$\frac{\mathrm{RE}}{\mathrm{RE}} = \left(\frac{\frac{g}{1-g}}{\mathrm{RE}}\right)\pi^k - \frac{\left[\sum \alpha_X G_{F(X)} - G_{X-T} - C_{X-T}\right]}{\mathrm{RE}} \tag{1-6}$$

或者

$$\frac{\mathrm{RE}}{\mathrm{RE}} = \frac{V}{\mathrm{RE}} - \frac{(H+R)}{\mathrm{RE}} \Rightarrow V\% = 1 + \frac{(H+R)}{\mathrm{RE}}\% \tag{1-7}$$

通过式（1-7）可以看出，$\dfrac{(H+R)}{\text{RE}}$ 表示：如果相同收入人群支付相等的筹资额度，筹资系统将会更加具有筹资再分配效应的百分比大小。也就是说，如果相同收入人群产生等额的卫生支出，卫生筹资再分配效应将增加 $\dfrac{(H+R)}{\text{RE}}$ %。这种对筹资不公平的减少是通过筹资支付发生后的 π^r 以及 g 造成的。Kakwani 指数可以采用最小二乘法计算：

$$\frac{2\sigma_r^2}{\overline{y}} = \alpha + \delta\gamma_i + \varepsilon_i \qquad (1\text{-}8)$$

其中，σ_r^2 是家庭收入排序的小数秩的方差，$\overline{y}$ 为其对应均数，α 为常数项，γ_i 是家庭收入变量的小数秩，δ_i 是最小二乘法测算的集中指数，ε_i 为残差。

通过式（1-7），可以先得到 V 值，也可以先得到 H 或 R 值，再计算其他值。在计算 R 值时，必须明确的是：认定哪些家庭为相同的收入水平，R 值的强劲性，可以通过设定不同收入分组来检测。

从 AJL 分解法可以看出，卫生筹资系统的再分配效应可以被分解为四个部分：①代表卫生筹资系统累进水平的垂直再分配效应；②总收入中用于卫生支付的比例，用于卫生筹资比例的增加，则垂直不公平增加；③家庭分组依据的是收入分类法，卫生筹资系统带来的水平再分配效应是通过筹资后家庭收入的水平不公平测量得到的，筹资后收入分类的不公平是通过组内基尼系数测量得到的；④组内基尼系数的人口权重和得到卫生筹资后分布水平不公平 H。

6. DEA 和全要素生产力指数分析

（1）DEA 评价医疗保险制度运行效率

DEA 不依赖具体的生产函数形式，而是根据所有参与评价的单位或部门的投入和产出数据，评价其中某个单位或部门的优劣，即所谓评价部门（或单位）间的相对有效性的一种非参数方法。DEA 的本质是利用统计数据确定相对有效性的生产前沿面，利用生产前沿面的理论和方法，建立非参数的最优化模型，研究相同类型部门间的效率差异。

本次评估将基本医疗保险制度运行体系作为一个投入-产出运行系统，基本医疗保险基金收入与支出、参保人数、参保居民的门诊人次和住院人数是医保运行的重要因素，以调查对象所在地级市的基本医疗保险系统作为决策单元（decision making unit，DMU），选取的投入-产出变量如表 1-3 所示。

表 1-3　投入与产出指标选取

分类	指标
投入指标变量	基金收入总额
产出指标变量	基金待遇支出总额
	参保人数
	基本医疗保险参保患者门诊人次数
	基本医疗保险参保患者住院人次数

采用 CRS-CCR 模型[①]测算在假设规模收益不变时的技术效率即综合效率；采用 VRS-BCC 模型[②]评价基本医疗保险的技术效率、纯技术效率和规模效率。当生产单位并未处于最优规模的生产状态，其中的规模无效会影响决策单元的结果，基于规模收益可变，得出的技术效率排除了规模的影响，因此也被称为纯技术效率。DEA 模型主要分为投入导向模型、产出导向模型和非导向模型。若减少投入来提高无效率单位的效率，应该选择投入导向模型；若通过提高产出作为改进效率的主要途径和手段，应选择产出导向模型。在医疗保险供给不足的情况下，应选取产出导向模型。

（2）全要素生产率变动指数的动态效率评价

CRS-CCR 模型和 VRS-BCC 模型只能对一期的决策单元进行 DEA 效率评价，考虑时间维度的面板数据，需引入全要素生产率变动指数（Malmquist 指数）测量各个决策单元在时间维度上的效率变动。1953 年，Malmquist 指数首次被提出。Fare 等（1994）建立了 DEA-Malmquist 指数，用于评价相邻两期 DEA 效率的变化情况。DEA-Malmquist 指数公式如下：

$$
\begin{aligned}
M_0\left(x^{t+1}, y^{t+1};\ x^t, y^t\right) &= \left\{\left[\frac{D_0^t\left(x^{t+1}, y^{t+1}\right)}{D_0^t\left(x^t, y^t\right)}\right]\left[\frac{D_0^{t+1}\left(x^{t+1}, y^{t+1}\right)}{D_0^{t+1}\left(x^t, y^t\right)}\right]\right\}^{\frac{1}{2}} \\
&= \frac{D_0^t\left(x^{t+1}, y^{t+1}\right)}{D_0^t\left(x^t, y^t\right)}\left[\frac{D_0^t\left(x^{t+1}, y^{t+1}\right)}{D_0^{t+1}\left(x^t, y^t\right)}\frac{D_0^t\left(x^t, y^t\right)}{D_0^{t+1}\left(x^t, y^t\right)}\right] \\
&= \mathrm{EC}(x^{t+1}, y^{t+1}; x^t, y^t) \times \mathrm{TC}(x^{t+1}, y^{t+1}; x^t, y^t)
\end{aligned}
\tag{1-9}
$$

其中，M_0 为资源配置 M 的综合指数，可记为 TFPCH，表示的是决策单元在 t 期至 $t+1$ 期整体生产率的变化程度，分解为纯技术效率变动（EC）和技术变动（TC）两者的乘积，分别可记为 TECH 和 TPCH。在 VRS-BCC 模型中，总体纯技术效率（TE）＝规模效率（PE）×纯技术效率（SE），所以 Malmquist 指数的 TECH 也可分为规模效率的变化（SECH）与纯技术效率（PECH）的变化。因此，TECH 表示规模报酬不变时纯技术效率的变动，TECH<1，则纯技术效率减退；TECH>1，则纯技术效率进步。TPCH 同理，TPCH<1，则技术减退；TPCH>1，则技术进步。

第五节　数　据　来　源

（一）文献归纳分析

对国内外文献数据库、网络资源（包括 WHO 和世界银行、主要国家卫生行政部门等相关网站）进行系统检索，系统搜索与查阅国内外有关全民健康覆盖筹资的相关研究文献、政策信息、研究报告、文件资料与相关动态信息，对广泛搜集的文献进行总结和归纳，明

---

① 规模报酬不变（constant return to scale, CRS）情况下的 CCR（Charnes, Cooper, Rhodes）模型。
② 规模报酬变化（variable return to scale, VRS）情况下的 BCC（Banker, Charness, Cooper）模型。

确全民健康覆盖典型国家在筹资方面的做法、经验、问题和困难,包括筹资结构、渠道、水平、模式、统筹层次、对公平的影响等;系统收集不同研究领域筹资再分配的研究文献、操作手册和案例,明确测算的原理、方法、模型,在专家论证的基础上掌握测算程序和运用于卫生筹资领域,包括评价指标、测算步骤、测算结果的正确解释等,优化方案设计。

(二)二次资料利用

系统查阅国家统计局网站数据库、全国及地区性统计年鉴、卫生统计年鉴、卫生统计摘要、卫生财务年报、卫生总费用报告等,以及国内外的有关网站、数据库,获取与本研究相关的资料信息;从地区政府、卫生行政部门、人力资源和社会保障部门、新农合管理中心等收集当地经济、人口、卫生系统的改革与发展、医保政策进展及卫生总费用投入等相关信息,特别是与卫生筹资相关的各项政策文件、统计数据、汇报材料等。

(三)现场调查

1. 调查地点

本研究现场选择遵循以下条件:①分层抽样调查与关键知情人访谈相结合;②以全民医保体系实施进展程度、调研地区的地理分布和社会经济发展水平作为选择调研地点的主要分层依据,选择若干地区作为调研地点;③当地政府有关部门对调研工作的接受性和合作性。

首先,根据前期了解并综合文献分析,依据上述原则选择江苏省6个县(市、区)作为样本现场,同时兼顾样本地区的医保覆盖率、筹资水平、统筹层次、医疗保险整合程度的代表性;其次,根据地理分布,在每个样本县(市、区)将所辖乡镇(街道)按照距离远、中、近分类,每类随机抽取1个乡镇(街道),共计3个样本乡镇(街道)/个县(市、区);在每个样本乡镇(街道),按照经济发展水平分为好、中、差三类,每类随机抽取1个村(社区),共计3个样本村(社区)/样本乡镇(街道),每样本村(社区)选择60户家庭进行入户调查。

2. 调查对象

1)家庭:对样本地区的家庭进行抽样并入户调查,通过摸底确定样本村(社区)常住户,将全部常住户按名单顺序编号;按照每样本村(社区)抽取60户家庭为标准确定抽样间隔,通过简单随机抽样确定第一个抽样住户并根据 w 值类推;若抽样村(社区)内户数不足,则全部抽取,差额由邻近村(社区)常住户补足。最终,每样本县(市、区)合计抽取540户样本家庭。

2)管理者:样本县(市、区)人保局分管副局长、医疗保险科负责人;新农合管理中心负责人;卫生局分管副局长;财政局相关负责人。

3)地区及机构基本情况:样本县(市、区)及所辖乡镇(街道)的社会经济情况与相关数据;当地卫生局、财政局、人保局及新农合管理中心资金投入与管理运行基本情况,以及相关数据、政策文件等资料。

3. 资料收集

1）针对居民：半结构性问卷调查、关键人物访谈、医疗文书、医保结算单的资料收集。针对抽取的样本地区居民，利用自行设计的调查问卷，在 2008 年基线调查基础上，通过追踪调查方式，收集被调查居民的家庭经济生活水平状况及个人收入、家庭成员基本状况（年龄、性别、职业类型）、筹资情况（参保类型、缴费情况、是否医疗救助）、卫生服务利用（门诊、住院）和补偿（医疗总费用、报销费用、自付费用）以及健康状况等基本信息，同时通过核对门诊和住院就诊病历来核查数据的准确性。同时，在每个乡镇（街道）中选择 4~8 名居民了解当地医保缴费政策且在上一年度有门诊住院经历的居民深入地进行关键人物访谈。

2）针对管理者：关键人物访谈。在定量分析当地卫生筹资再分配效应结果的基础上，通过对利益相关者（卫生行政部门、财政部门、人保局等相关负责人和知情人）进行关键人物访谈的方式了解当地医疗保险进展、资金投入、统筹层次、筹资与缴费方式等具体实施情况和可能存在的问题。

3）针对样本地区社会经济情况及有关机构基本情况：通过二级资料提取获得。事先拟定资料清单，搜集样本地区经济、人口、医保政策、卫生费用等相关信息，特别是卫生筹资相关的各项政策文件、统计数据、汇报材料等（如当地税种和税率、城镇职工基本医疗保险缴费比例、城镇居民基本医疗保险和新农合缴费额度等）。

4. 预调查

在正式调查前，通过预调查来检验调查方案、调查工具的可行性、科学性，并检验问卷的效度、信度。预调查将根据方便性，选择 1 个样本县（市、区）的 2 个乡镇（街道）、每个乡镇（街道）2 个村（社区）进行，每个样本村（社区）选择 30 户家庭进行调查，共计调查 120 户家庭。针对样本地区其他管理机构调查对象，选择当日在岗工作的人员进行访谈。根据预调查结果进一步修正调查方案、调查工具，为正式调查提供基础。

（四）调查质量控制与数据处理方法

1. 质量控制

在调查方案设计、论证与测量工具设计阶段，与相关专家多次讨论检验测量工具的有效性与可操作性；卫生管理专业的教师和研究生深入调查现场进行预调查；在正式调查之前，严格挑选和统一培训调查员；在正式调查时，为保证追踪调查质量，拟扩大 10%样本量；在完成现场调查后，及时全面地完成调查质量核查工作；在追踪调查期间，与当地机构和人员保持密切的联系。

2. 数据处理方法

资料的整理遵循标准化、准确性的原则，利用 Epidata3.2 建立统一的数据库，对数据录入人员培训后，采取双机录入，保证数据录入的质量。定量分析软件拟采用 Stata12.0、

SPSS20.0 等。

第六节 技 术 路 线

　　研究分为理论研究、实证研究和规范研究三个模块。首先，在理论研究部分，在检阅全民健康覆盖筹资相关文献的基础上，基于国际经验和国内实情，以医保筹资体制为基础制定医疗保险筹资公平性理论；在实证研究部分，以干预对照为研究设计，利用倍差法分析实施全民医保后筹资变化净效应，利用 AJL 分解法分析医疗保险的筹资再分配效应，利用扎根理论分析筹资再分配效应的影响因素和作用机理；在规范研究部分，综合运用课题组讨论、德尔菲法、专家论证等多种方式方法，依据循证决策程序设计适合我国国情的全民健康覆盖筹资策略（图 1-3）。

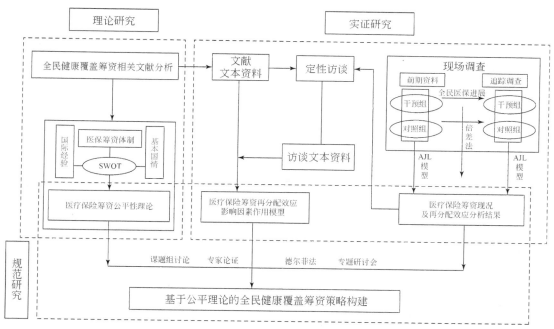

图 1-3　技术路线图

第二章 全民健康覆盖筹资理论基础

第一节 全民健康覆盖

（一）历史沿革

健康促进对人类福祉和经济社会的可持续发展不可或缺。1978 年签署的《阿拉木图宣言》指出，"人人享有卫生保健"。全民共享卫生保健不仅有利于提高生活质量，同时也有利于世界和平与安全（WHO，1978）。

健康是人们的优先选项。在很多国家，对于健康的关注仅次于对经济问题的关注，如就业、低收入和生活成本过高等。因此，在政府设法满足人民生活期望的同时，健康问题往往成为一项重要的议题。

维持和促进健康有多种方式，这些方式不仅仅局限在卫生系统内部，更多时候卫生系统外部因素对健康的影响更大。例如，住房、教育、环境、食物及平等的就业机会等问题都会对健康产生重要影响。解决这些方面的不公平将会降低健康不平等。

但是，及时获得包括健康促进、疾病预防、疾病治疗、用药、健康护理和身体康复等卫生服务是十分必要的。如果没有一个完善的卫生筹资体系，社会中的绝大部分人很难获得足够的、及时的、合理的卫生服务，尤其是在人们需要时很难获得适当的卫生服务。

WHO 在 1948 年的宪章指出，"健康是人的基本权利"。1978 年，WHO 又提出了通过初级卫生保健（Primary Health Care）策略实现"人人享有卫生保健"的目标，关注"人人享有"（WHO，1978）。2005 年，WHO 正式提出实现全民健康覆盖的目标。WHO 同时指出，全民健康覆盖可以实现国家间、地区间和人群间卫生服务可及性和医疗费用负担差距的缩小，促进社会公平（WHO，2005）。2010 年，WHO 出版了以"卫生系统筹资：实现全民健康覆盖的道路"为主题的世界卫生报告（WHO，2010）。2013 年的世界卫生报告《全民健康覆盖研究》进一步给出了全民健康覆盖的评价及策略选择（WHO，2013）。基于此，2013 年第 66 届世界卫生大会则进一步将实现全民健康覆盖作为全球发展目标提上日程，即：通过构建完备公平的卫生筹资系统共担风险，确保适当的卫生资源分布于所有人群，保证国民能够获得公平和质量良好的卫生服务，同时避免居民因寻求医疗服务而发生灾难性卫生支出和致贫（Evans and Etienne，2010；Giedion et al.，2013）。各国能够成功推进全民健康覆盖是实现卫生领域的千年发展目标和"人人享有卫生保健"目标的重要保障（Kutzin，2013）。

WHO 对全民健康覆盖的目标是确保现在和将来所有人都可以获得所需的卫生服务，同时不会有巨大的经济损失或陷入贫困的危险（WHO，2005）。WHO 给出的全民健康覆盖的概念框架从人的需要出发，包含两个相互关联的组成部分：一方面是向全民普及必要的卫生服务，明确哪些服务是居民应该获得的，顺利获得有质量的且需要的服务，包括使人们能就近找到拥有各种适当技能、数量充足且积极进取的卫生工作者，提供基本药物、卫生产品，以及具备能够为决策等工作提供及时信息的信息系统等；另一方面是对居民经济风险的保护，防止因病致贫（Boerma et al.，2014）。也就是说，所有的卫生政策都应该从两个方面来考虑，一个是让所有的人接受其应该接受的卫生服务，另一个是让所有人不遭遇不应遭遇的财务风险。所以，基于全民健康覆盖理念，对各种服务要从需要、可及、质量和经济风险保护 4 个维度来评价。

全民健康覆盖的核心要素包括服务提供覆盖、服务获得覆盖、风险保护覆盖和服务结果覆盖四个维度（张朝阳和孙磊，2014）。①服务提供覆盖反映全民健康覆盖的服务能力、服务程度和服务质量，是基本医疗卫生服务能够在居民的居住地的合理范围内得到提供，并且服务的内容、质量和水平可以得到基本满足。②服务获得覆盖反映居民能够真正公平地获取基本医疗卫生服务的程度，是政府、社区、机构、居民共同参与，并且每个人都能够得到基本的、规范的医疗卫生服务。③风险保护覆盖反映全民健康覆盖的内容、项目、范围和补偿程度，是居民在疾病预防、医疗、健康护理、身体康复等活动中需要基本医疗卫生服务时，不用面临难以承受的经济风险或有陷入贫困危险的可能性。同时，风险保护覆盖应当充分考虑城乡间和地域间差异，例如在不同国家和地区设置不同的贫困线，以及考虑不同人群的经济承受能力的差异，进而形成适用于所有人群的基本医疗卫生服务。④服务结果覆盖反映服务投入与公众健康结果改善之间的关系，服务投入包括卫生服务相关政策和制度、医疗卫生服务体系及服务提供，公众健康结果改善包括医疗效果、患者满意度、经济效益和社会效益等。

在建设全民健康覆盖的过程中，政府需要考虑一个国家应当采取何种卫生筹资模式，从而提高卫生资源的使用效率，以及最大限度地降低国民因为医疗卫生费用支出而产生的经济风险。所有国家必须保证实现全民健康覆盖是公平的，同时采取可靠方法来监督和评估工作进展。

健康是人全面发展的基础，促进公民健康对一个国家的经济社会可持续发展不可或缺。1977 年，针对国际和各国内部存在的四大问题，即不同人群之间健康状况存在明显差异，国家间、城乡间普遍存在卫生资源分配和利用的不平等现象，贫穷病、富裕病和社会病对人群健康和生命带来极大威胁，以及国家卫生计划和管理工作不足，WHO 认为进行一场全球性卫生变革已势在必行。联合国大会提出了"人人享有卫生保健"的目标。WHO 在总结了包括中国在内九个国家卫生工作经验的基础上，在《阿拉木图宣言》中提出，初级卫生保健是实现"人人享有卫生保健"目标的途径和方法。1979 年，联合国大会将实现"2000年人人享有卫生保健"列入全球经济社会发展新战略。WHO 在 2005 年第 58 届世界卫生大会上又提出了"全民健康覆盖"的概念，并在《2013 年世界卫生报告》中提出应进一步广泛深入地研究"全民健康覆盖"的内涵和实现方法。

全民健康覆盖的核心要义是公平，实现全民健康覆盖的关键点是如何实现"全体"

（universal），如果无法做到全体的健康覆盖，就不可能是公平的健康覆盖。实现全民健康覆盖的主要目标是增加欠发达国家的卫生服务可及性、降低因疾病和卫生费用造成的家庭的经济风险；就国家水平而言，则是在提升国家整体卫生服务水平的基础上，减少人群间、地区间和城乡间的卫生服务内容、质量和可及性等方面的差距。很多国家，尤其是欠发达国家，基本社会保障覆盖面不广，贫困地区缺少必要的基本医疗卫生条件，因此，这是全民健康覆盖工作的核心工作之一。

（二）内涵界定

关于"全民健康覆盖"的理念由来已久，在正式出现该理念之前，国际和国内文献和政策也反复出现全民健康保护（universal health protection）、全民健康可及性（universal health access）、全民健康护理（universal health care）等理念和说法。WHO 在 2005 年第 58 届世界卫生大会中提出在卫生系统内实现全民健康覆盖的目标，各成员国承诺构建和完善本国的卫生筹资体系，保证国民可以获得足够的、适当的卫生服务，并且不应为支付这些卫生费用而使家庭遭受经济困难和损害。该目标被定义为"全民覆盖"，也被称为"全民健康覆盖"，开始引起人们的关注并逐渐得到应用。WHO 在《卫生系统筹资：实现全民健康覆盖的道路》中再次将目标调整为成员国应当达到全民健康覆盖。2012 年 5 月，第 65 届世界卫生大会将"走向全民健康覆盖"作为其会议主题，指出"全民健康覆盖是一种强有力的平衡机制，与每个人息息相关"。

全民健康覆盖要点主要体现为三个方面：一是"全民"，指基本健康权益应为全体国民公平享有；二是"健康"，即全民健康覆盖以健康维护和健康促进为最终目的，医疗卫生服务提供和财务风险保护均为实现健康这一根本目的而服务；三是"覆盖"，全民健康覆盖不仅仅是指人群的全覆盖，而且涉及费用和服务的全覆盖，因此既要关注医疗卫生服务能力的问题，更要关注全民健康覆盖相关的体制和机制问题，保证全民健康覆盖的系统能够持续有效运转。这不仅需要关注基本公共卫生服务，还需要关注医疗卫生服务的内容、效率、质量等问题，更加重要的是应当关注医疗卫生服务提供的最终效果，即对健康的影响。

WHO 阐述了全民健康覆盖的内涵：一个国家的居民在需要卫生服务的时候，能够公平地获取其经济能力范围内的疾病预防、医疗、卫生保健、健康护理、身体康复等服务。WHO 同时指出，全民健康覆盖的重要特征是公平获取与经济风险保护。实现这一目标涉及五个方面的要素。第一，综合保健服务包能够实现高效、有力、运转良好的服务，公共卫生系统能够满足重点健康需要，从而可以为需要的人提供服务信息，确保一个国家的居民可以保持健康，预防疾病，尽可能早地发现健康方面的问题，有经济能力应对疾病，帮助患者护理与康复。第二，卫生筹资体系能够确保人们在购买卫生服务时不产生经济风险。第三，医疗诊断技术和基本药物制度有利于诊断疾病并且能够处理医疗问题。第四，良好的卫生人才队伍。第五，各政府部门之间有效的沟通合作为实现全民健康覆盖保驾护航。

WHO 对全民健康覆盖内涵的界定强调了卫生服务可及性、公平性、卫生服务质量和经济风险保护等维度。全民健康覆盖的含义强调了卫生服务可及性与经济风险保护，但是构建和完善卫生服务体系的根本目的在于促进公众健康，并且其价值取向是实现"人人享有卫生保健"的权利。全民覆盖的界定，不仅仅是指全民卫生覆盖，而是指全民健康覆盖。因此，WHO 在《卫生系统筹资：实现全民健康覆盖的道路》的中文版中将 universal health coverage 翻译为"全民健康覆盖"。以 WHO 对于全民健康覆盖的界定标准，2009 年，WHO 成员国中，有 58 个国家达到了全民健康覆盖的标准（McKee et al.，2013）。

　　然而，理论界和实践部门目前对于全民健康覆盖中的"健康"理解并不一致。有研究者指出，实现健康公平的途径和方法有很多，全民健康覆盖只是其中之一，并且其他影响健康促进和维护的社会发展因素同样发挥十分重要的作用（范娜娜和雷海潮，2017）。因此，全民健康覆盖中的"健康"更多的是指向卫生服务，而不是健康本身。通过对全民健康覆盖中"健康"理解的升级、卫生服务模式的调整、健康影响因素的变化，可以更加深刻地把握全民健康覆盖理念构建与变化的路径。分析从"人人享有卫生保健"到"初级卫生保健"再到"全民健康覆盖"的演进，可以发现全民健康覆盖理念的提出不是孤立的。首先，"人人享有卫生保健"是设定了未来一定时期内要实现的发展目标；其次，"初级卫生保健"提出了实现"人人享有卫生保健"的方法和路径，其具体的服务内涵和主要任务则根据本地区的社会发展水平及主要卫生健康挑战而设定，并且随着社会发展和主要卫生问题的变化而调整；最后，"全民健康覆盖"更加关注实现该目标和任务的关键因素和应对措施，其中的重点是制度保障。三者之间从纵向看是承接深化关系，从横向看则有交叉重叠。

　　"人人享有卫生保健"包括两个方面的内涵：提供基本卫生保健，以及覆盖全体人口。这里的"卫生保健"是指与该国或该地区的社会经济发展水平相适应的卫生服务内容和水平；"人人享有"指所有公民均能够享有公平合理地获得和接受健康服务的权利。前者侧重于卫生服务的适宜性，后者强调服务的广覆盖。"人人享有卫生保健"战略明确指出了健康是每一个公民应当享有的基本权利，强调基本卫生服务应当公平均等化，保障全体公民公平享有基本卫生服务是政府的主要责任，政府应当采取必要的行动来保障公民的健康权利。"人人享有卫生保健"既是一个目标，又是一个不断实现的过程。因此，"人人享有卫生保健"不是一个时点的概念，而是一个涵盖各个层面、各个阶段的连续性过程。不同社会制度、不同经济发展水平的国家都可适用"人人享有卫生保健"的目标。虽然不同国家或地区由于经济发展水平不同，需要优先解决的卫生问题也不一致，但是各个国家和地区均需要发挥"人人享有卫生保健"战略的重要作用。

　　根据《阿拉木图宣言》的内容，初级卫生保健是基本的卫生服务保健，具有可靠性、切实可行性，同时是人们接受并且欢迎的技术和方式，是社区家庭和居民可以积极参与并且负担得起的、能够普遍使用和利用的卫生服务。我国一般将初级卫生保健定义为：最基本的、人人能够得到的、体现社会平等权利的、人民群众和政府都能够负担得起的、与经济社会发展相适应的基本卫生服务。其基本原则主要是：大卫生观、以基层为重点、以预防为主、采取适宜技术、提供综合卫生保健服务。健康促进、预防保健、合理治疗和社区康复是初级卫生保健的四个主要服务领域。"人人享有卫生保健"影响一个国家的主要健康问题、居民健康水平、社会经济发展水平和医学技术水平，应当与初级卫生保健的基本内容是一致的（张朝阳和诸宏明，2004）。WHO 提出的初级卫生保健的基本服务内容包括：对主要健康问题的预防和控制的健康教育、保证食品供应与合理营养、安全用水、保证基本卫生设施、妇幼保健、计划生育、主要传染病的预防和疫苗接种、地方病的预防控制、非传染性疾病的预防控制、基本药物的提供、精神卫生的促进。

全民健康覆盖应当围绕"人人享有卫生保健"的战略目标，采用"初级卫生保健"策略，以制度、体制和机制为保障，为全体国民提供全面的、公平的、有效的基本医疗卫生服务，同时降低经济风险，达到改善公众健康的目的。

（三）测量框架

WHO 指出，需要针对全民健康覆盖测量进行专门研究。国内外研究已对全民健康覆盖测量进行了有益探索。然而，目前的研究对全民健康覆盖的目标和内容等问题并未达成一致，因此评价一个国家或地区卫生服务体系的全民健康覆盖或某一项卫生服务干预的全民健康覆盖实现程度存在一定的争议。但是，从总体上说，根据 WHO 评价维度，可以从人群覆盖、服务覆盖、费用覆盖三个维度进行测量与评价。

1. WHO 测量框架

全民健康覆盖是可以测量的。其中，人群覆盖指卫生筹资制度（如基本医疗保险）、医疗服务项目（如疫苗接种）等覆盖的人口绝对数和相对比例，在服务覆盖和费用覆盖不变的情况下，人群覆盖的程度越高，则全民健康覆盖的实现程度越高；服务覆盖指医疗卫生服务的内容、水平、结构、质量、范围等，在人群覆盖和费用覆盖不变的情况下，服务覆盖的程度越高，则全民健康覆盖的实现程度越高；费用覆盖指一个国家或地区的居民通过预付制或后付制的筹资机制（如直接税、间接税、基本医疗保险、商业健康保险、个人自付等）的支付程度，在人群覆盖和服务覆盖不变的情况下，费用覆盖的程度越高，则全民健康覆盖的实现程度越高。

在全民健康覆盖推进过程中，由于资源稀缺和其他条件制约，决策者时常面临如何进行优先选择的问题，也就是说如何在人群覆盖、服务覆盖和费用覆盖三个维度上选择其中一个维度作为工作优先项和重点。当然，无论何种选择，全民健康覆盖意味着在一定的经济社会条件下，所有维度均应达到最佳状态。

2. 测量方法和指标

测量全民健康覆盖应当考虑四个基本原则：①考量全民健康覆盖对于覆盖人群所产生的显著影响；②测量指标应当能够反映人群和所提供的卫生服务体系的内容、层次和结构；③关注健康不公平，即因收入、性别、地域、就业状况等造成的健康和卫生服务的不公平；④关注低收入人群和缺乏基本卫生服务的人群。另外，全民健康覆盖测量应当考虑到不同国家和地区的差异性，其测量指标也要体现差异性。

人群覆盖更倾向于特定的健康项目（干预）在对应人群中的覆盖数量和比例，例如城镇职工基本医疗保险在所有城镇职工中的覆盖数与覆盖比例、儿童计划免疫的覆盖情况等；设计服务覆盖的指标时，应当纳入的因素包括：覆盖的服务项目是否可以解决对应的健康问题；是否针对特定人群；是否具有成本效益；是否具有数据可得性；是否可以进行公平性分析等。费用覆盖应当考量两个关键指标，即灾难性卫生支出和因病致贫。前者指在一定时期内家庭自付的医疗卫生费用占家庭支出（消费）的比例，世界银行给出了 15%、25%、40%、60%的家庭灾难性卫生支出的阈值（O'Donnell et al.，2008），当比例超过阈值时，认为发生了灾难性卫生支出；后者指落入贫困线以下的家庭数量占所有家庭数量的比例。

全民健康覆盖是一个多维度的概念，经济可负担性并不等价于服务可提供性；经济可负担性和服务可提供性不等价于公平的服务可获得性；经济可负担性、服务可提供性和公平的服务可获得性不等价于医疗卫生服务有效果。从我国深化医药卫生体制改革的实际看，构建和完善卫生筹资体系必须将其与卫生服务提供体系及人人享有基本医疗卫生服务目标等制度性安排作为一个整体来对待，从而实现基本医疗卫生服务的全覆盖。因此，实现"人人享有卫生保健"，无论是从初级卫生保健的角度，还是从全民健康覆盖的角度出发，如何构建适宜合理的卫生筹资策略是一个需要面对和解决的问题。然而，影响一项政策的设计和制度的实施的因素有很多，就实现全民健康覆盖而言，经济可负担性、医疗保险全覆盖虽然重要，但也仅仅是实现全民健康覆盖的关键因素之一。

对于一些国家和地区，在某时期内构建和完善卫生筹资体系是实现全民健康覆盖目标的根本的、首要的、绝对的重要因素，因此卫生筹资体系是其优先要考虑的关键要点。

第二节　卫生筹资理论基础

（一）历史沿革

当今全世界各国都在应对经济低迷问题，与此同时，经济全球化、疾病全球化、人口老龄化等全球性问题对治疗慢性病的健康需求日益增加，全球各国对全民健康覆盖、健康需求评价和卫生筹资需求的评估变得更为关注。

1. 国际

医疗卫生服务经费短缺是世界各国医疗卫生体制改革面临的一道难题。借鉴国际上医疗卫生服务筹资状况较好国家的经验，形成具有中国特色、科学合理的卫生筹资模式，是促进我国医疗卫生事业可持续发展、实现社会和谐稳定的有效途径。

从世界范围看，卫生筹资模式是为医疗卫生服务筹集足够资金，对资金数量、筹资来源（包括政府、社会和个人三方）、筹资方式和筹资体系所做的制度性安排，是医疗卫生服务公平性、可及性和可持续性的基础和保证。卫生筹资的种类至少包括政府卫生筹资、社会健康保险筹资、商业健康保险筹资和储蓄医疗保险筹资四种模式。此外，在一些低收入国家，国外资助的方式也提供了部分医疗卫生保健资金，但无论是高收入国家还是低收入国家，都不会单独采用某一种方法，而是根据实际情况，将不同的筹资渠道有机地组合。

（1）政府卫生筹资模式

政府卫生筹资是政府作为筹资主体，通过一般税收与赤字财政、通货膨胀、专项税等渠道进行的卫生资金筹集。其中，个人纳税或者缴纳社会医疗保险费，再由政府部门向医疗服务机构（税金或社会医疗保险基金）付费，以及向公共卫生服务机构（税金）付费均属于政府卫生筹资。政府卫生支出占卫生总费用的比重、政府卫生支出占 GDP 的比重、政府卫生支出占财政支出的比重是最为常见的衡量政府卫生筹资规模的评价指标。

一个国家决定征收何种税款取决于经济发展的水平和人们对政府的信任程度，政府通过税收方式筹资需要考虑人群支付税款的能力和意愿。经济运行良好、行政能力很强的国家，税收方式筹资可以为政府卫生部门提供极大的资金支持。

政府卫生筹资有多种途径，而一般税收是政府收入的主要来源。一般税收包括个体收入者的个人所得税和企业的商业所得税，以及其他直接或间接的税收途径，如财产税、营业税、销售和贸易税、进口税、注册登记税等。在低收入国家，税收占政府收入的比例平均是 18%，而在高收入国家为 48%（孙晓明，2012）。与高收入国家相比，尽管低收入国家的政府卫生筹资具有同样的重要性（甚至更加重要），但是低税率经常使得政府卫生筹资不足和对卫生服务筹资的能力有限。

在一些实施专项税（earmarked taxes）的国家，设立了专门用于卫生的专项税收。这些国家在全国或特定地区针对某些产品征收专项税用于卫生领域，例如从烟酒或其他高消费等行业进行征收。该筹资渠道的优点是可以通过建立新税种为某些重要项目筹资。2010 年《卫生系统筹资：实现全民健康覆盖的道路》表明，不同国家通过增加机票、外汇交易和烟草等专项税收方式，每年可为全球卫生系统筹集到 100 亿美元的经费。但专项税也会产生一些负面影响，例如就缴税额度与家庭收入的比重而言，低收入家庭相对于高收入家庭，往往承担更高的纳税比重，导致筹资不公平。

政府卫生筹资来源于一系列税收和非税收，筹资的负担分散，筹资对象广泛，可以在更大范围内实现人群覆盖，包括非正式部门的职员、低收入人群和弱势群体。这种更大范围的人群覆盖规避了风险选择问题，在理论上政府卫生筹资成为更加公平的卫生筹资方式。

当然，政府卫生筹资也有其缺点。由于卫生系统的资金来源于政府预算，政府卫生筹资容易受到政治压力或外部冲击，卫生部门需要和其他部门进行竞争，因此在政府预算相对有限的时候，政府卫生筹资具有不稳定性。另外，政府卫生筹资可能让高收入人群受益更大，这是因为由于经济可及性、地理可及性，以及时间成本等问题，低收入人群倾向于更少地使用医疗卫生服务，而高收入人群使用医疗卫生服务的机会更多。

英国是实行政府卫生筹资模式的典型国家。英国的卫生筹资体系始于 1946 年，当年英国议会批准了著名的《国家卫生服务法》，1948 年英国政府依据《国家卫生服务法》首创由政府负责筹资又由政府负责直接提供服务的国家医疗服务体系（National Health Service，NHS），为全体英国国民提供免费的医疗服务。NHS 主要筹资渠道包括一般税收、国民保险、处方费、自付费用、NHS 基金的信托付息、慈善机构的捐赠等。例如，2009 年 NHS 筹资约为 1000 亿英镑，其中一般税收占 82.0%，国民保险占 12.2%，患者自付费用（主要为处方费、牙科和眼科医药费）占 2.0%，其他收入及慈善机构的捐赠占 3.8%（孙晓明，2012）。

NHS 的宗旨是英国国民或长期居留者，无论其性别、年龄、文化程度和宗教信仰，均有权享受条件允许下的最好的免费医疗服务。因此，在发达国家中，英国是卫生成本最低且健康绩效最好的国家之一。以 2013 年为例，英国的出生期望寿命值为 81 岁，新生儿和成人（15～60 岁）死亡率仅为 2.8‰和 71.5‰。

（2）社会健康保险筹资模式

社会健康保险亦称"社会医疗保险"或"疾病社会保险"。被保险人因疾病、负伤、残废等造成收入中断及医疗费用的损失，由保险组织提供资金和物质帮助的社会医疗保险。由于各国国民经济发展水平、社会制度不同，社会健康保险的覆盖范围差异甚大。社会健康保险不一定是全体公民都能享受的一种权利，只有符合相关规定并按规定缴纳了保险费的人群才有权利享受社会健康保险的待遇。有的国家社会健康保险的覆盖范围包括全民，有的国家只限于被雇佣的劳动者。

社会健康保险的组织形式包括工资税筹集和疾病基金会管理两种模式。社会健康保险资金的筹集来源一般从雇员的工资中按照一定的比例扣除，并且扣除部分由雇员和雇主共同负担，社会健康保险双方的权利和责任依据双方签订的合同确定，缴纳的保险费只能用于保险方案，保险方必须保持其支付能力。另外，国家会有一定的补助，此种保险资金筹集模式称作工资税筹集模式。健康保险计划由非营利性组织建立和实施管理，并在严格的监管下相互竞争参保人，此种保险资金筹集模式称作疾病基金会管理模式，欧洲、拉丁美洲的大部分国家属于这种类型。

社会健康保险通过多方筹资，有更加稳定的资金来源。社会健康保险直接从工资中扣除费用作为保费，不仅能为卫生系统筹集更多的资金，而且具有更好的筹资公平性。当政府没有足够预算增加卫生投入时，以此种保险形式为卫生系统筹集资金是较好的选择。

社会健康保险将劳动者的保险费筹集在一起，实现高收入人群和低收入人群、高风险人群和低风险人群的风险分担。首先，社会健康保险覆盖的人群往往是正式部门的雇员，大多数非正式部门的雇员以及老人、儿童等人群被排除在外，这是因为向非正式部门雇员收纳保险费往往较为困难，将此类人群纳入社会健康保险需要较高的成本。其次，社会健康保险可能会对经济产生负面影响。这是因为工资税的负担最终会转移给受雇者，在劳动力市场缺乏竞争力的情况下，雇主不可能通过降低雇员的工资来支付增长的保险费，由此导致劳动力成本增加，并可能导致更高的失业率。再次，社会健康保险具有较高的管理成本。基金管理者必须对社会健康保险基金进行监督和管理，提高基金的运作效率，并确保其可持续的偿付能力。为了防止医务人员诱导需求、患者过度使用服务以及骗保行为等，对服务提供者以及就诊患者就医行为的监督和管理被认为是必要的。最后，社会健康保险可能通过影响服务提供从而带来增长的成本。由于道德风险的存在，社会健康保险可能导致服务的过度需求和过度提供。如在按项目付费作为主要的支付方式而又缺乏适当的管制措施的情况下，过度提供服务的现象更易发生。

德国是实行社会健康保险模式的典型国家。德国是世界上第一个建立医疗保险制度的国家，于 1883 年、1884 年和 1889 年分别颁布疾病保险法、意外伤害保险法、伤残老年保险法。其筹资主要由雇员、雇主以工资税形式缴纳，其主要特征是社会统筹、服务由市场调节，筹集的资金向私人机构购买服务、由市场需求调节服务供给，即强调社会医疗保险，由私立机构或医生提供服务，采取市场与计划相结合的社会医疗保险的模式。

德国建立了较为完善的法定医疗保险（Statutory Health Insurance）制度。其筹资来源包括三个方面：雇员、雇主、财政补贴。法定医疗保险的缴费规定是，工资在一定水平线下的雇员必须参加法定医疗保险并缴费，雇员和雇主必须各自承担 50%的保费。缴费标准以参保人的税前收入为基数，根据当年度卫生费用的整体支出情况确定缴费比率。由于基金的缴费比率是动态的，雇员与雇主承担保费的比例也是动态的。动态的筹资机制在一定程度上保证了筹资公平性。

财政补贴是德国社会健康保险的第三个资金来源。20 世纪 90 年代之前，德国医保基金根据"以支定收"的原则进行管理，因此财政补贴相对较少，主要用于医疗卫生机构的基建和医疗设备的购买。20 世纪 90 年代之后，法定医疗保险覆盖人数不断增加，在保险平均缴费率长期不变的情况下，医保基金收支平衡情况出现恶化。为缓解这一状况，德国政府开始逐年加大财政补贴力度，这在一定程度上保证了其社会健康保险制度的稳定运行。

社会健康保险模式下的卫生资金筹集主要依靠社会医疗保险，而医疗服务供给体系以私立医疗机构和私人医生为主，医疗服务的供给以市场需求调节为主，通过强制性的健康保险计划筹集国家大部分的医疗费用，为全民提供基本的卫生服务。在此基础上，允许人们自愿购买私人健康保险，以获得更好的补充医疗服务。

德国社会健康保险的缴费因不同的疾病基金会而异，但均以劳资双方各负担 50%为原则，1988 年的平均保险费费率为 12.9%，对于保险费费率相对较低的企业，平均保险费费率为 11.4%；对于保险费费率高的地区，平均保险费费率为 13.5%。2009 年 7 月起，法定医疗保险基金的保费以工资为基准，进行缴纳就必须使用统一的保险费费率，保险费费率是 14.9%，其中 7.9%由雇员支付，7%由雇主支付（孙晓明，2012）。

低收入受雇劳工的保险费由雇主全额负担。高收入雇员在不加入社会医疗保险而加入私人健康保险时，雇主补助相当于社会医疗保险费的 1/2。失业者的保险费大部分由劳动事务所负担，缴费不足部分由全国疾病基金会共同负担。政府财政虽对矿业者医疗保险、学生医疗保险及残障者医疗保险实施补助，但仅占全部医疗保险资金的 3%左右。退休人员的保险费由养老保险的保险人、医疗保险的一般制度被保险人，以及退休人员本人共同负担。养老保险将被保险人退休金的 1.8%作为保险费补助；被保险人的连带保险费费率为 3.4%；退休人员的实际自付保险费负担为退休金的 3%（孙晓明，2012）。

德国社会健康保险模式的优点是公共筹资能够保证社会公平，同时私人医疗机构根据市场调节提供服务能够提高效率。与英国的 NHS 相比，德国社会健康保险的管理体制更侧重于市场调节，因此有可能会出现不重视预防工作、缺乏医疗质量管理、医疗费用上涨过快等问题。

（3）商业健康保险筹资模式

商业健康保险是由非营利或营利性保险公司提供的，消费者根据个人偏好自愿选择合适的保险项目。商业健康保险业务可以面向个体，也可以面向群体，保险费根据被保险人的疾病风险特征和选择风险的行业规则，通过保险精算计算出来。缴纳的保险费应当接近于可能发生的偿付费用、管理费用和剩余利润之和。由于商业健康保险费用较高，保险公司最关心的是消费者的逆向选择，有基础性疾病或被认为处于较高疾病风险的人群通常被排除在商业健康保险之外，或被要求支付更高的保险费用。

从经济影响角度考虑，竞争的保险市场将会降低卫生服务的成本。但商业健康保险市场最令人担忧的是风险选择问题。保险公司愿意选择健康者参保，由此参保人会隐瞒自己的真实病情，而健康者却不愿参保，最终导致"劣币驱逐良币"的现象。

商业健康保险具有以下特点。①商业健康保险基于个人或群体的健康风险收取保费的方式是非常累退的卫生筹资形式，由于经济状况与健康状况通常呈正向关系，因此基于风险收取保费意味着低收入人群要支付更高比例的保费。与社会健康保险相比，商业健康保险存在更多的不平等。②商业健康保险的管理成本较高。与社会健康保险相比，面对相同的医疗服务项目，商业健康保险的保费成本一般高出 25%～40%（孙晓明，2012）。③商业健康保险受经济利益驱动，其利润非常可观。

美国是商业健康保险筹资的典型国家，但同时也有社会健康保险的存在。奥巴马医改之前，美国是发达的市场经济国家中唯一没有实行全民健康保险或国家卫生服务制度的国家，医疗服务需求和供给主要通过市场调节。

美国经济生活有一个基本准则，即自由选择。消费者十分重视自由选择，在医疗保险购买方面同样如此。其参保形式多种多样，满足了不同人群的健康保健需求，但也有部分人没有保险。如果按人群覆盖情况对美国医疗保险进行分类，可以分为商业健康保险、老年医疗保险、医疗救助、军人和印第安人保险、公务员医疗保险等。

美国大部分人在商业健康保险公司投保。商业健康保险公司规模比较大，既有营利性的，也有非营利性的，如蓝盾（Blue Shield）公司、蓝十字（Blue Cross）公司。以蓝十字公司为例，其规模很大，约占美国医疗保险市场的 30%（Hall and Conover，2003）。营利性的健康保险是商业健康保险公司举办的。商业健康保险公司分为按服务收费（fee for service，FFS）、健康维护协会（Health Maintenance Organization，HMO）、优先提供者组织（Preferred Provider Organization，PPO）等形式。在拥有商业健康保险的人群中，约 60%通过雇主以团体保险形式购买，仅有 9%由个人直接购买（孙晓明，2012）。

然而，医疗服务成本增加和人口老龄化程度加重给美国居民的家庭财务稳定性和全民健康保障带来巨大挑战。为解决现存问题，同时迈入全民医保时代，2010 年 3 月，奥巴马政府颁布《美国医改法案》。该法案规定，每一个美国公民都必须投保，否则将面临每年至少 695 美元的罚款；雇用超过 50 名员工的企业必须为员工缴纳医保，否则政府将对其处以罚金；任何保险企业不得以投保人过往病史为由拒绝保险或收取高额保费；对收入超过 20 万美元的个人和年收入超过 25 万美元的家庭加征个人所得税，税率从原来的 1.46%提高至 2.35%；对保单超过 1.02 万美元的个人和超过 2.75 万美元的家庭征收 40%的消费税等（程晓明，2012）。

（4）储蓄医疗保险筹资模式

新加坡是实行储蓄医疗保险筹资模式的代表性国家。20 世纪 80 年代中期，新加坡开始实施独具特色的医疗保健储蓄（Medisave）的卫生体制改革。1982 年，新加坡政府开始卫生体制的全面改革，此次卫生改革的重点是开始实施以强制性储蓄为基础的筹资机制。"国家卫生计划"于 1983 年在新加坡全面铺开。

新加坡主要有三个不同的医疗保健储蓄计划：保健储蓄、健保双全和保健基金。保健储蓄是最大的、所有工作者都必须参加的强制性储蓄，雇主和雇员各出一半费用；健保双全是自愿参加的、基本的、低费用的大病保险计划；保健基金是为了解决保健储蓄和健保双全政策未覆盖人群（如贫困人群）的卫生保健费用问题而建立的由政府补贴的保障政策。

20 世纪 80 年代的改革中，新加坡政府除了提出此后 20 年卫生保健的基本目标，同时宣布对当时的卫生体制通过税收融资的方法进行重大改革，采用保健储蓄账户的筹资方法。新的计划被称为保健储蓄。保健储蓄规定，不同工作者根据自身年龄，按其工资的 6%~8% 进行储蓄，将其作为卫生保健预算外筹资。保健储蓄以工资的 8% 封顶并且免税。如果储蓄者死亡而其保健储蓄账户仍有盈余，其亲属可使用其账户。

保健储蓄起初只包括公立医院住院费用和公立医院中低等病床的全部费用（新加坡公立医院的病房主要分为三等，A 等是 1 人 1 间病房，B 等是 4 人 1 间病房，C 等是 6~8 人 1 间病房）。1986 年起，该计划扩展到包括私立医院就诊费用。2 年后，保健储蓄又扩展到包括所有等级病床的费用。1995 年，240 万个保健储蓄账户中共积累了 127 亿新元*，平均每个账户中有 5400 新元，而当年共从这些账户中提取了 3.11 亿新元，资金沉淀比例较大（乌日图，2003）。这就是专家学者争议颇大而世界上其他国家和地区引用较少的原因。

为了对保健储蓄进行补充，1990 年新加坡政府开始实施基本的、低费用的、对重病保险的健保双全计划。健保双全根据投保者支付的保险费大小，为患重病或病程长的患者支付 2 万~7 万新元的赔偿金。保险费可以每年从保健储蓄账户中支付。由于健保双全是一种保险政策，保险客户可以选择将保健储蓄账户中的钱自动转为健保双全的保险费，不必再另外付保险费。1995 年底，非强制性的健保双全拥有 150 万保户，占符合投保条件总人数的 87%。1995 年健保双全为 43 919 项保险索赔共理赔 2560 万新元（乌日图，2003）。癌症和慢性肾功能衰竭是健保双全最主要的理赔疾病。健保双全政策实际上是对保健储蓄政策缺陷的纠正，使账户中沉淀过多的资金能有效地使用。

自 1993 年保健基金启动以来，求助于该项基金的人中 99% 获得了所需的财政资助。到 1996 年为止，保健基金共支出 3070 万新元。1998 年，保健基金支出了 1460 万新元（乌日图，2003）。

此外，"乐龄健保计划"是在 2002 年由新加坡卫生部制定并推行的一种特殊医疗保险，其中"乐龄"是新加坡对老年人的尊称。这是一项为年长的公积金会员而设立的严重残疾保险计划，为需要长期照顾的年长者提供基本的财务保障。为了使"乐龄健保计划"能够适应日益增长的健康需要，新加坡卫生部于 2007 年对该计划进行改革，提高了每月赔偿额度和赔偿期限，同时将"乐龄健保额外保障计划"（Eldershield Supplements）作为补充项目。

2. 国内

进入 21 世纪之初，我国卫生筹资模式的表现不尽如人意，特别是在 WHO 成员国的卫生系统绩效和卫生筹资公平性评价中表现不理想，这也引发了国内对于卫生筹资体系及其影响的系统性思考。

健康是人的基本权利，达到尽可能高的健康水平是世界范围的一项最重要的社会性目标。人人健康的全球战略从根本上来说是最终实现人群之间和国家之间的健康公平，也就是使所有社会成员均有机会获得尽可能高的健康水平，即每个社会成员均应有公平的机会

---

*1 新加坡元=5.374 元人民币，此汇率为 2024 年 6 月数据，后同。

达到其最佳健康状态，只要可以避免，不应有人在获得健康方面受到不利影响。

从保障人的健康权利出发，以追求社会公平、和谐为目标，构建一个公平、高效、稳定、可持续发展的卫生服务筹资系统，是中国深化医药卫生体制改革的重要目标之一。对于卫生服务筹资系统的先进性，可以从宏观和微观两个不同角度进行评价。从宏观角度，主要利用卫生费用核算方法和卫生总费用信息工具，分析一个国家或地区的卫生费用总体水平、筹资结构、卫生总费用发展变化趋势，评价政府和社会对居民健康的重视程度，以及卫生事业是否与社会经济协调发展。从微观角度，利用居民家庭健康询问调查资料，测量卫生筹资在居民中的分布，通过定量分析，评价不同人群的卫生筹资负担（health financial contribution，HFC）状况，以及对不同筹资来源的贡献程度。国际社会组织了资深经济学专家开展卫生领域的公平性研究，在技术上解决测量卫生筹资公平性的系统方法和评价指标问题，并且呼吁世界各国要培养卫生领域公平性的研究能力，倡导决策者要重视卫生领域和健康的公平问题。近年来，一些国家已经在公共卫生服务、卫生筹资、卫生服务利用、居民健康、贫困救助等不同领域开展了公平性研究，并取得了可喜进展。

目前，国际上对卫生筹资公平性主要有两种测量与分析方法，一种是 WHO 提出的卫生筹资贡献分析方法（fairness of financial contribution，FFC），另一种是欧盟推荐的卫生筹资累进性分析。

WHO 提出的卫生筹资贡献分析方法依据不同家庭收支情况的调查结果，测算各个家庭的卫生筹资贡献率，并且把各个家庭之间卫生筹资贡献率的数量分布归纳成为一个指数，通过这个指数反映家庭卫生费用贡献率数量分布的不均衡性，尤其反映那些经济困难的家庭在卫生筹资贡献率方面存在的问题，各个国家可以依据该指数所得结果进行排序。

欧盟推荐的卫生筹资累进性分析借鉴税收分析理论，从家庭角度出发，分析其支付能力和卫生支出的关系是否符合垂直公平的原则。具体测量可采用比例法和指数法。比例法通过比较五分组或十分组人群卫生支出和经济水平的比重指标分析其累进性，指数法运用 Kakwani 指数衡量累进程度，如果 Kakwani 指数为正值，表明该筹资机制是累进的；如果 Kakwani 指数为负值，则反映该筹资机制是累退的。

我国卫生筹资公平性研究虽然起步较晚，但是已经取得较快进展。2001 年，为了推动我国开展卫生筹资公平性测算与评价工作，WHO 派代表专程来华，与卫生部、国家统计局、卫生经济研究所等部门和单位共同商议开展中国卫生筹资公平性研究。在 WHO 技术支持下，国家相关部委积极支持和配合，中国专家主持完成了中国卫生筹资公平性测算工作。

2002 年，欧盟委员会资助的卫生服务公平性研究项目在亚太地区的 14 个国家和地区开展了国际性合作研究，系统探讨卫生筹资公平性和卫生服务利用公平性的分析方法及应用。我国组织专家参加了该项目的研究工作。

《中共中央 国务院关于进一步加强农村卫生工作的决定》明确指出，"各级政府要积极组织引导农民建立以大病统筹为主的新型农村合作医疗制度"，"到 2010 年，新型农村合作医疗制度要基本覆盖农村居民"，"从 2003 年起，中央财政对中西部地区除市区以外的参加新型合作医疗的农民每年按人均 10 元安排合作医疗补助资金，地方财政对参加新型合作医疗的农民补助每年不低于人均 10 元"，"农民为参加合作医疗、抵御疾病风险而履行缴费义务不能视为增加农民负担"。新农合制度从 2003 年起在全国部分县（市）试点，到 2010

年逐步实现基本覆盖全国农村居民。

这是我国政府历史上第一次为解决农民的基本医疗卫生问题进行大规模的投入。从 2003 年开始，本着多方筹资、农民自愿参加的原则，新农合的试点地区正在不断地增加，通过试点地区的经验总结，为将来新农合在全国的全面开展创造了坚实的理论与实践基础，截至 2004 年 12 月，全国共有 310 个县参加了新农合，有 1945 万户、6899 万农民参合，参合率达到了 72.6%（宋璐璐，2005）。按照"十一五"规划的要求，新农合到 2010 年的覆盖面达到农村的 80% 以上。2011 年 2 月 13 日中国政府网发布了《医药卫生体制五项重点改革 2011 年度主要工作安排》。该文件明确，2011 年政府对新农合和城镇居民基本医疗保险补助标准均由上一年每人每年 120 元提高到 200 元；城镇居民基本医疗保险、新农合政策范围内住院费用支付比例力争达到 70% 左右。

2012 年起，各级财政对新农合的补助标准从每人每年 200 元提高到每人每年 240 元。其中，原有 200 元部分，中央财政继续按照原有补助标准给予补助，新增 40 元部分，中央财政对西部地区补助 80%，对中部地区补助 60%，对东部地区按一定比例补助（王彩蝶和罗晶，2017）。农民个人缴费原则上提高到每人每年 60 元，有困难的地区，个人缴费部分可分两年到位。个人筹资水平提高后，各地要加大医疗救助工作力度，资助符合条件的困难群众参合。新生儿出生当年，随父母自动获取参合资格并享受新农合待遇，自第二年起按规定缴纳参合费用。

2013 年 9 月 5 日，国家卫生和计划生育委员会和财政部下发《关于做好 2013 年新型农村合作医疗工作的通知》：自 2013 年起，各级财政对新农合的补助标准从每人每年 240 元提高到每人每年 280 元。参合农民个人缴费水平原则上相应提高到每人每年 70 元，有困难的地区个人缴费部分可分两年到位。政策范围内住院费用报销比例提高到 75% 左右，并全面推开儿童白血病、先天性心脏病、结肠癌、直肠癌等 20 个病种的重大疾病保障试点工作。

2014 年 4 月 25 日，财政部、国家卫生和计划生育委员会、人力资源社会保障部发布《关于提高 2014 年新型农村合作医疗和城镇居民基本医疗保险筹资标准的通知》，2014 年新农合和城镇居民基本医疗保险筹资方法为：各级财政对新农合和城镇居民基本医疗保险人均补助标准在 2013 年的基础上提高 40 元，达到 320 元。农民和城镇居民个人缴费标准在 2013 年的基础上提高 20 元，全国平均个人缴费标准达到每人每年 90 元。个人缴费应在参保（合）时按年度一次性缴清。

在中国城市地区，除在 1999 年开始实施城镇职工基本医疗保险，逐步覆盖机关、事业单位、国有企业、集体企业、外商投资企业、私营企业、社会团体等职工和员工外，为实现基本建立覆盖城乡全体居民的医疗保障体系的目标，国务院决定，从 2007 年起开展城镇居民基本医疗保险试点，对城镇非从业居民提供医疗保障制度安排，探索和完善城镇居民基本医疗保险的政策体系，形成合理的筹资机制、健全的管理体制和规范的运行机制，逐步建立以大病统筹为主的城镇居民基本医疗保险制度。

城镇居民基本医疗保险以家庭缴费为主，政府给予适当补助。参保居民按规定缴纳基本医疗保险费，享受相应的医疗保险待遇，有条件的用人单位可以对职工家属参保缴费给予补助。国家对个人缴费和单位补助资金制定税收鼓励政策。城镇居民基本医疗保险基金主要用于支付参保居民的住院和门诊大病、门诊抢救医疗费，支付范围和标准按照城镇居民基本医疗保险药品目录、诊疗项目、医疗服务设施范围和标准执行。

2016 年 1 月《国务院关于整合城乡居民基本医疗保险制度的意见》发布。该文件指出，整合城镇居民基本医疗保险和新农合两项制度，建立统一的城乡居民基本医疗保险制度。该文件就整合城乡居民基本医疗保险制度政策提出了"六统一"要求：统一覆盖范围，统一筹资政策，统一保障待遇，统一医保目录，统一定点管理，统一基金管理。其中，统一覆盖范围是指城乡居民基本医疗保险制度覆盖范围包括现有城镇居民基本医疗保险和新农合所有应参保（合）人员，即覆盖除职工基本医疗保险应参保人员以外的其他所有城乡居民。农民工和灵活就业人员依法参加职工基本医疗保险，有困难的可按照当地规定参加城乡居民基本医疗保险。各地要完善参保方式，促进应保尽保，避免重复参保；统一筹资政策是指坚持多渠道筹资，继续实行个人缴费与政府补助相结合为主的筹资方式，鼓励集体、单位或其他社会经济组织给予扶持或资助。各地要统筹考虑城乡居民基本医疗保险与大病保险保障需求，按照基金收支平衡的原则，合理确定城乡统一的筹资标准。现有城镇居民基本医疗保险和新农合个人缴费标准差距较大的地区，可采取差别缴费的办法，利用 2～3 年时间逐步过渡。整合后的实际人均筹资和个人缴费不得低于现有水平。

除了重新构建我国基本医疗保障的筹资体系，我国政府加大对于卫生的财政投入，安排财政预算资金，增加医疗卫生服务可及性，提高卫生服务质量，提高人民群众健康水平。

我国自深化医药卫生体制改革以来，政府卫生支出从 2009 年的 4816.26 亿元增加到 2019 年的 18 016.95 亿元，增长了 1.74 倍；政府卫生支出占财政支出的比重逐年提高，由 2009 年的 6.31%提高到 2019 年的 7.54%。但是，政府卫生支出占卫生总费用的比重呈波动趋势，2009～2011 年逐步提高，但 2012 年之后在 30%左右波动，且近年来呈下降趋势（国家卫生健康委员会，2020）。

（二）理论基础

1. 公平

公平即公正，意味着人们的需要、利用的机会相等。平等则是指每一社会成员获得等量的社会服务，而等量无法满足不同个体的实际需要，从而导致资源利用不足或过量。公平与平等的最大区别是，公平强调资源的分配和利用应以需要为导向、人人机会均等。公平的内涵随时代的发展不断变化，还会因社会制度、经济水平、伦理道德的差异而有不同的理解，因此，公平是相对的，世界上没有绝对的、一成不变的公平。

关于卫生公平尚无公认的定义，经济学领域一直关注这方面的研究。一些经济学家根据英国国家卫生服务制度提出了一系列直接与卫生保健相关的概念来解释卫生公平，主要观点如下：①卫生公平是创造同等的机会利用卫生服务，以促进人人健康，即相同的需要、相同的可及、相同的利用。②卫生公平意味着生存机会的分配应以需要为导向，努力降低社会人群在健康和卫生服务利用方面存在的不公正和不应有的社会差距，力求使每个社会成员均能达到基本的生存标准。③相同的卫生保健需要应有相同的服务可及性，应获得相同的卫生服务利用，所有的社会成员接受的卫生服务质量应该相同（此处的利用是指卫生服务可及性、利用量和费用的总称）。

WHO 和瑞典国际发展合作署（Swedish International Development Agency，SIDA）在 1996 年的一份倡议书——《健康与卫生服务的公平性》中强调，公平不同于平等，它意味着生存机会的分配应以需要为导向，而不是取决于社会权利。其旨在降低健康与卫生服务方面的不合理的、不公正的差异，使全社会的人都可以满足其应当的、必需的生活与健康需要。

2. 卫生筹资公平

卫生筹资公平研究取决于卫生筹资定义，卫生筹资有广义和狭义之分，就广义而言，卫生筹资涉及卫生资金的筹集、分配和利用的全过程。从狭义上看，卫生筹资仅指卫生资金的动员、开发和筹集。

（1）卫生筹资负担公平性

卫生筹资负担公平性研究是从狭义的卫生筹资角度出发，仅仅考虑卫生资金是如何筹集的，而不考虑卫生服务利用。卫生筹资负担公平包括水平公平和垂直公平：水平公平是指有相同支付能力的人不论其性别、健康状况、婚姻状况、居住地等因素如何，对卫生筹资负担应当是公平份额；垂直公平是根据人们的支付能力设定的，强调对不同支付能力的人要区别对待，要求支付能力越高的人为医疗卫生所支付的金额占其经济支付能力的比例越高。

在所有国家，卫生筹资公平性都应当包括两个关键性的因素。其一，健康者与患者之间的风险分担：健康者要为患者承担部分医疗卫生费用，使患者在生病之后，不会遭受疾病和由疾病引发的高额费用支出的双重打击。其二，不同收入、不同经济水平人群之间的风险分担：每个人在患病时都可以从风险分担筹集的资金中受益，这种公平是纵向公平，根据个人支付能力设定的筹资份额，原则上是高收入人群应当负担更多，低收入人群应该负担相对少的卫生费用。因此，卫生筹资负担公平性的提出应该基于这样一个基本前提：每个家庭在支付医疗卫生费用时，应该与家庭的经济能力相适应，负担公平份额。

卫生筹资负担公平性始于事后的判断，因为它涉及一个家庭为获得良好健康，通过各种筹资机制所支付的数额与其支付能力的比值。不管收入水平、健康状况和对卫生系统的利用是否相同，每个家庭卫生总支出与其有效非生存性收入比值相同，这种负担就被认为是公平的。按照这种思路，WHO 设计并提出卫生筹资负担公平性指数，对各成员国卫生筹资负担公平状况进行测算和排序。

（2）卫生筹资累进性分析

卫生筹资累进性分析主要从垂直公平角度出发，认为家庭收入发生变化，卫生支出也应该相应地增加或减少，保持不同经济群体负担的医疗卫生费用在社会分布的均衡性。如果家庭卫生支出分布与家庭财富分布发生偏离，卫生筹资机制可能会出现累进或累退现象。

累进与累退是两个相对应的概念。累进性是指当收入增加时，卫生保健支出也相应增加，并且卫生保健支出的增加幅度大于收入的增加幅度；累退性是指当收入增加时，卫生保健支出反而减少或者卫生保健支出增加的幅度小于收入的增加幅度。如果用比例来衡量，在累进的情况下，收入增加的部分中，卫生支出所占的比例增加，而在累退的情况下，收入增加的部分中，卫生支出所占的比例减小。一般认为，先进的、公平的卫生筹资机制应该具有累进性。对于一个国家的卫生筹资系统应该累进到什么程度，不同社会的公众均有其自己的期望值，典型的经验性研究都会避免对此做出明确的价值判断。

不论是卫生筹资负担公平性指数测算还是累进性分析，首先都认为所有的卫生支出，最终都将分摊到全社会的各个家庭，因此，需要对每个家庭的各种卫生筹资渠道进行区分。

从个人或家庭角度看，卫生支出表现为预付和现付两种形式。不同支付形式的累进性分析结果具有不同含义。预付应该只和个体或家庭的可支付能力相关，与个体是否利用卫生服务无关，如果卫生筹资具有累进性，则是一种先进的筹资机制。现付除与可支付能力相联系外，还与个体是否利用卫生服务直接相关。如果一个卫生系统，个体在接受卫生服务时，必须由自己支付全部医疗费用或支付费用中的很大一部分，这个系统有可能限制一部分人的卫生服务可及性和利用，排斥无法负担医疗费用的低收入阶层。此时，现付也有可能表现出累进的特点，但是这种表面的累进掩盖了真正的卫生筹资不公平。

预付表现为三种方式：来源于税收的政府卫生支出、社会医疗保险和商业健康保险。现付主要表现为居民的OOP。政府卫生支出是国家财政支出的一部分，是卫生费用的重要来源。社会医疗保险一般是强制性保险，由政府或社会组织举办。商业健康保险是自愿性保险，由商业健康保险公司运营和管理。OOP是指个人自付形式的医疗卫生费用。

（三）卫生筹资相关概念与变量

1. 卫生筹资与卫生筹资公平性

卫生筹资的定义有广义和狭义之分。就广义而言，卫生筹资主要涉及三个方面：第一，卫生资金的筹集；第二，卫生资金在不同地区、不同人群、不同机构和不同医疗卫生服务之间的分配；第三，医疗卫生服务系统的支付机制。也就是说，卫生筹资包括了从资金来源到分配，最后到受益方的全过程。从狭义上看，卫生筹资只包括卫生资金的筹集。

卫生筹资公平性研究取决于卫生筹资的定义，从广义上讲，卫生筹资公平性包括卫生资金筹集、分配和支付的全过程，不仅包括筹资负担的公平，也包括受益方的公平。就狭义而言，卫生筹资公平性仅指卫生资金筹集过程中的公平性。

卫生筹资公平包括垂直公平和水平公平两方面，垂直公平的评价原则是对不同支付能力的人区别对待，从筹资负担看，如果缴费是根据人们的支付能力确定的，垂直公平要求支付能力越大的家庭为卫生服务支付的费用支出占其可支付能力的比例越高。水平公平是指对相同支付能力的人给予同等对待，即在缴费时要求支付能力相同的家庭做出同等的贡献。目前，狭义的卫生筹资公平性研究主要集中于垂直公平，使用家庭水平的数据对各种卫生筹资渠道进行累进性分析，评价一个国家或地区卫生筹资机制的先进程度。

2. 卫生筹资累进性

累进性分析是基于公共筹资的理论与方法，主要关注筹资负担的公平，根据有能力支付原则，认为"每个家庭在对医疗卫生进行支付时，应该负担公平的份额"。由此，卫生筹资累进性可定义为：在人群中，随着可支付能力的增加，卫生支出占可支付能力的比重增加或减少的程度。随着收入增加，卫生支出占可支付能力的比重相应增加，可认为卫生筹资是累进的；反之，认为卫生筹资是累退的；如果随着收入的增加，卫生支出占可支付能力的比重基本保持不变，可认为是等比例卫生筹资。一般认为，先进的卫生筹资机制应当是累进的，但是对于一个国家或地区的卫生筹资的累进性程度多少是适宜的，以及如何达到这种累进程度的适宜性，需要从个人或家庭角度进行综合研究，卫生支出表现为预付和现付两种形式。不同支付形式累进程度的含义不同。预付应当只与家庭的支付能力相关，与其家庭成员是否利用了卫生服务不相关。如果某种卫生筹资形式具有累进性，则反映这是先进的筹资机制。现付除与家庭的支付能力相关外，还和个体是否利用卫生服务有关。在一个卫生系统中，如果个人在接受医疗卫生服务时，必须由本人给付全部或大部分比例的费用支出，那么该卫生系统就会对卫生服务可及性产生不利影响，尤其是对于这个社会的最低收入人群。这种情况下，现付可能表现出累进的特点，即高收入人群负担和购买了更高比例的医疗卫生服务，低收入人群负担和购买了更低比例的服务（由于购买能力低下而降低卫生服务可及性），然而这种表面的累进性结果掩盖了事实上的卫生筹资不公平。

3. 卫生筹资主要渠道

卫生筹资主要渠道包括税收、社会医疗保险、商业健康保险和 OOP，其中前三者是预付制，OOP 是现付制。

（1）税收

政府卫生支出来自国家财政支出，尤其是对于一些低收入国家而言，大部分人群未被社会医疗保险或商业健康保险覆盖时，政府卫生支出是医疗卫生资金的主要来源。从根本上说，政府卫生支出主要来源于税收。税收包括直接税和间接税，在很多国家，还有指定的专门用于卫生领域的税项。

（2）社会医疗保险

社会医疗保险是由政府或社会举办的社会保障项目，一般是强制性的，符合条件的个人都必须参加。同时，其缴费金额和受益都通过法定的社会契约进行规定。如果社会医疗保险的实施办法已经决定了只能是部分人群享受社会医疗保险，那么对这种筹资渠道累进性的解释必须要慎重，累进或累退的结果可能是由制度本身造成的。

（3）商业健康保险

商业健康保险是由非营利性或营利性保险公司经营，顾客自主选择最符合其自身利益的一系列健康保险。

（4）直接现金支出

直接现金支出指个体以现金方式直接支付的门诊、住院、护理以及其他专业性医疗保健费用的资金筹集方式，这是目前我国主要的筹资渠道。

（5）社区卫生筹资

社区卫生筹资是一个社区（在一个农村地区、行政区、地理区域或者同一个社会经济的或者种族的群体）中的各个家庭为既定的一系列卫生服务相关费用筹集或协作筹集资金的一种卫生筹资机制。相对于其他卫生筹资途径，社区卫生筹资基于社区而建立，强调社区参与管理。参加社区卫生筹资的人员可因地域的邻近，或因同样的职业、信仰、种族，或任何其他附属依赖关系而联系在一起，他们分享共同的价值和准则，如自愿地隶属、参与和团结，共同参与方案的设计和资源的筹集、分配等。社区资金的筹集不仅仅局限于家庭，还有来自中央政府、地方政府、国内或国际非政府组织以及双边援助国的经费支持。社区卫生筹资的受益者往往是被其他形式的健康保险排除在外的群体。现存的社区卫生筹资通常是一种自愿保险形式，人群自愿参与到这个方案中，参与者的多少决定了该方案吸引力的大小，以及该方案发展的可行性的高低。

第三章 江苏省医疗保险改革政策介绍

第一节 江苏省医疗保险制度改革概况

随着我国深化医药卫生体制改革和逐步推进"全民医保"政策，以及党的十八大后我国明确要求健全和完善全民医保体系，江苏省医疗保障制度改革的要求更加迫切。党的十八大提出的"健全全民医保体系"是保障城乡居民人人能够享有基本卫生服务的前提和基础，也是建立国民基本卫生服务机制的重要内容。江苏省作为综合医改试点省份，在推进全民医保体系的建设与完善方面，进行了积极和有益的探索，并取得了一定的成效。

2016 年，江苏省人民政府发布《关于整合城乡居民基本医疗保险制度的实施意见》把整合城乡居民基本医疗保险作为医疗保险制度改革重点工作。截至 2017 年，江苏省实施的覆盖城镇非从业居民和农村居民的城乡医疗保险制度包括城乡居民基本医疗保险制度、城镇居民基本医疗保险制度和新农合。根据 2016~2018 年度《江苏省人力资源和社会保障事业发展统计公报》，2015～2017 年江苏省城乡居民基本医疗保险已实现经办机构的全面整合，制度整合基本筹备完毕，统筹层次逐渐从区县上升到地级市。2015～2017 年，城乡居民基本医疗保险、城镇居民基本医疗保险和新农合的参保率均在 95%以上，基本实现人口覆盖。2016 年年末，城乡居民基本医疗保险参保人数为 2002.05 万人，城镇居民基本医疗保险参保人数为 1999.28 万人，新农合参保人数为 3838.88 万人，居民类基本医疗保险参保人数合计 5472.23 万人，参保率均在 99%以上。2015～2017 年，城乡居民基本医疗保险个人筹资占比下降至 20%左右，政府补助在每人 450 元以上。2015～2017 年，各年的城乡居民基本医疗保险制度住院费用政策报销比例分别为 77.71%、78.42%、81.90%，实际报销比例分别为 53.03%、56.19%、51.63%，其中新农合与城乡居民基本医疗保险和城镇居民基本医疗保险相比，实际报销比例较低，2017 年为 50.96%，城乡差异较为明显。2015 年，全省已基本实现门诊统筹，门诊实际报销比例在 2015～2017 年分别为 38.68%、38.37%、36.04%。实际报销比例下降的主要原因是医疗服务需求的激增和医疗费用的升高。城乡居民基本医疗保险整合导致了全省水平上城乡居民基本医疗保险政策报销比例和实际报销比例的一定波动，应保证平稳有序整合，保障水平相较整合前不降低。在整合城镇居民基本医疗保险和新农合的过渡期，基金的结算、转接等是整合的重点工作，对于出现基金结余率低于 10%的地级市应加强对基金的监控和有效利用，从而提高整合后的城乡居民基本医疗保险的运行效率。

　　城镇职工基本医疗保险起步早、经验丰富、运行较为平稳。根据《2016 年江苏省国民经济和社会发展统计公报》，该省 2015～2017 年的参保率在 98% 以上，2016 年年末，参保人数为 2486.73 万人。根据江苏省医改监测数据，城镇职工基本医疗保险实际报销比例较高，江苏省 13 个地级市的住院费用实际报销比例均在 60% 以上，相较于城乡居民基本医疗保险，实际报销比例较高。从补偿费用的公平性出发，补偿费用集中于低收入群体。基金运行较为平稳，结余率较高，基金余量充足，具有较高的抗风险能力和互助共济性。城镇职工基本医疗保险运行效率下降，主要原因在于注重规模，忽视管理水平，医疗资源和医保基金存在一定浪费。

　　在积极推动分级诊疗制度上，江苏省根据医疗机构级别、是否为医保签约机构、是否办理转诊，来设置差异化的医保报销比例，初步实现患者在不同级别医疗机构就诊的分流。在控制医疗费用上，通过改革医疗保险的支付，全省基本医疗保险支付方式改革全面开展，已初步建立以总额预付为基础，以按服务项目付费、按人头付费、按病种付费（diagnosis related groups，DRGs）为支撑，对医保费用实行精确预算，在保证医疗服务提供和补偿费用覆盖的基础上，达到控制医保费用支出、提高医保基金使用效率的目的。在异地就医上，城镇职工基本医疗保险在全省范围内均已实现省内、跨省异地就医实时结算，城乡居民基本医疗保险省内实时结算完成度较高，跨省异地就医实时结算完成情况相对不足。

　　补充医疗保险制度在落实全民医保上发挥了积极作用。2015～2017 年，城乡居民大病保险补偿人次分别为 438 842 人次、425 098 人次、497 857 人次，补偿比例从 62.2% 上升到 66.42%，基金支付主要集中在三级医疗机构。

第二节　江苏省医疗保险改革政策实施进展

　　2015 年 4 月 2 日，江苏省发布《省人力资源社会保障厅 省财政厅转发人力资源社会保障部 财政部关于做好 2015 年城镇居民基本医疗保险工作的通知》，其政策重点为完善筹资和待遇调整机制，缩小基本医疗保险和大病保险待遇差距，实现居民医保政策范围内住院费用报销比例达到 75% 左右，继续完善门诊统筹，积极支持建立分级诊疗制度，完善不同级别医疗机构的医保差别支付政策。通过完善大病保险、深化支付方式改革等，强化居民医保制度的管理服务。

　　2015 年 8 月 3 日，江苏省人力资源和社会保障厅、江苏省财政厅、江苏省卫生和计划生育委员会、江苏省物价局发布《关于深化城镇基本医疗保险支付方式改革的指导意见》，要求全省各统筹地区应结合基金收支预算管理，全面开展医疗保险付费总额控制，积极开展基本医疗保险按病种付费。通过建立健全医保经办机构与医疗机构的协商谈判机制，加大医疗服务的绩效考评与监管，提高医保费用结算与基金使用效率。

　　2015 年 12 月 16 日，江苏省人力资源和社会保障厅发布《关于进一步做好城乡居民大病保险有关工作的通知》，要求扩大大病保险的覆盖面，注重大病保险保障公平性；落实居民医保筹资机制，稳定大病保险资金来源；注重困难群体保障需求，发挥大病保险解困功能，加强各项医疗保障制度衔接，提高综合保障水平。在完善补充医疗保险制度、关注困难群众方面，2015 年 12 月 21 日江苏省人民政府办公厅发布《关于进一步完善医疗救助制度的实施意见》，通过合理界定救助对象、科学确定救助方式和标准、规范救助资金结算程序、完善医疗救助制度等措施，进一步细化实化政策措施，实现医疗救助制度科学规范、运行有效，与相关社会救助、医疗保障政策相配套，保障医疗救助对象获得基本医疗卫生服务。2017 年 9 月 27 日，江苏省人力资源和社会保障厅发布《关于做好医保精准扶贫经办工作的通知》，进一步落实对困难群众的医疗保障。

　　2016 年 12 月 30 日，《江苏省政府关于整合城乡居民基本医疗保险制度的实施意见》提出，制度上从"统一覆盖范围""统一筹资政策""统一保障待遇""统一医保目录""统一定点管理""统一基金管理"六个方面全面整合城乡居民基本医疗保险；管理上整合经办机构、统一行政管理、创新经办管理。同时，深化支付方式改革，提高经办效能，保证整合工作平稳推进。2017 年 3 月 27 日，《省人力资源社会保障厅 省卫生计生委 省财政厅 省审计厅关于做好城乡居民医疗保险制度整合中城镇居民医保基金和新农合基金清算和审计工作的通知》提出，为确保城镇居民基本医疗保险基金和新农合基金按时、平稳、顺利合并，做好城镇居民基本医疗保险基金和新农合基金清算、核查工作，摸清、搞准两项基金的真实家底，有序推进两项基金顺利移交合并，确保新设立的城乡居民基本医疗保险基金安全完整。在整合城乡居民基本医疗保险的基础上，2017 年 5 月 16 日《江苏省人力资源和社会保障厅 江苏省财政厅关于提高 2017 年全省城乡居民基本医疗保险筹资标准的通知》提出，2017 年全省城乡居民基本医疗保险筹资最低标准提高至平均每人每年不低于 650元，其中个人缴费标准提高至平均每人每年不低于 180 元，各级财政补助标准提高至平均每人每年不低于 470 元。2017 年 6 月 26 日，江苏省人力资源和社会保障厅、江苏省卫生和计划生育委员会发布《关于整合城乡居民基本医疗保险制度经办管理工作的指导意见》，为保证城镇居民基本医疗保险和新农合制度平稳向城乡居民基本医疗保险过渡，做好城乡居民基本医疗保险经办管理工作，确保整合过程参保不断、待遇不降、服务不乱、有序推进，逐步构建待遇保障更加科学、管理服务更加规范、资源利用更加有效的全民医保经办服务体系，主要措施有构建城乡居民基本医疗保险经办服务体系、规范城乡居民基本医疗保险经办服务、提升城乡居民基本医疗保险经办效能。为认真贯彻落实《江苏省政府关于整合城乡居民基本医疗保险制度的实施意见》，2017 年 10 月 17 日，江苏省人力资源和社会保障厅发布《关于实施统一的城乡居民医保制度相关政策的指导意见》，通过切实做好城乡居民基本医疗保险参保工作、逐步统一城乡居民基本医疗保险筹资标准、稳步统一城乡居民基本医疗保险待遇政策、充分利用基层医疗卫生机构四项措施，稳步推进城乡居民基本医疗保险政策的统一，实现江苏省政府提出的自 2018 年起实施统一的城乡居民基本医疗保险制度的目标任务。

　　在深化门诊统筹方面，2015 年 10 月 23 日，江苏省人力资源和社会保障厅发布《关于将城市公立医院诊察费纳入基本医疗保险支付范围的通知》，将公立医院诊察费纳入基本医保基金支付范围，协同推进城市公立医院改革，促进分级诊疗制度建立；在深化支付方式改革方面，2015 年 9 月 30 日，江苏省人力资源和社会保障厅发布关于总结评估日间手术按病种收付费试点经验的相关文件，通过扩大实施日间手术按病种收付费的覆盖面，建立按病种收付费标准动态调整机制，完善服务管理方式，进一步促进医疗机构建立合理成本约束机制，规范医疗机构临床诊疗行为，控制医药费用不合理增长，减轻患者就医负担；

在完善异地就医方面，江苏省人力资源和社会保障厅发布《江苏省医疗保险异地就医省内联网结算经办服务规程》，对省内异地就医联网结算经办服务程序做出明确的说明，紧接着发布了外地人员在江苏省内就医的有关政策，全方位地加强了医保异地就医直接结算的建设。

江苏省医疗保障制度围绕建立健全全民医保制度、打造"健康江苏"的目标，主要改革任务有：一是整合城乡居民基本医疗保险制度，提高统筹层次，通过筹资、保障、管理等各方面的统一，缩小城镇居民与农村居民医疗服务利用、医疗费用补偿的差距；二是改革医保支付方式，通过总额预付制，按服务项目付费、按床日付费、按疾病种类付费等复合型支付方式，控制医疗费用的快速增长，提高医保基金的使用效率；三是加强对社会基本保险的补充保险建设，全面落实大病保险和完善疾病应急救助制度，保障困难人群和社会边缘人群，降低参保人的疾病经济风险。

在江苏省省级文件的指导下，各地级市均在整合城乡居民基本医疗保险、改革医保支付方式、完善大病保险和疾病应急救助制度等方面做出了积极探索。①在整合城乡居民基本医疗保险方面，苏南地区较为成熟。无锡市在 2016 年基本整合了城乡居民基本医疗保险，修订《无锡市社会医疗保险管理办法》，提高了城乡居民医疗保障待遇，通过首诊与非首诊的差异化报销比例，积极推动分级诊疗建设。苏州市城乡居民基本医疗保险起步早、经验丰富，对城乡居民在签约和非签约基层医疗卫生机构实行报销比例差异化，促进社区首诊，对基层转诊的城镇职工参保不重复设置起付线，苏州市在 2016 年提高了基本医疗保险的保障待遇。②在改革医保支付方式方面，2016 年年中，扬州市人力资源和社会保障局、扬州市财政局、扬州市卫生和计划生育委员会和扬州市物价局四部门联合出台《扬州市基本医疗保险支付方式改革实施方案》，全面实施医疗保险付费总额控制制度，稳步推进符合条件的住院大病按病种付费，扩大实施日间手术按病种付费的病种数和覆盖面，建立按病种付费标准动态调整机制，全市按病种付费的病种不少于 100 个，以总额付费为基础，建立按服务项目付费、按床日付费、按病种付费等复合型支付方式。2016 年，南京市发布城镇职工基本医疗保险按病种结算的启动办法和推进工作，探索按病种结算的支付方式。淮安市在总额控制下按分值结算，合理控制医疗费用的增长。③在完善大病保险和疾病应急救助制度方面，宿迁市相继出台《市政府关于建立低收入农户大病补充保险制度切实缓解因病致贫问题的意见（试行）》和《宿迁市低收入农户大病补充保险实施办法（试行）》，为 20.58 万个低收入农户提供保障，对基本医疗保险合规医疗费用的剩余部分进行补偿，补偿比例为 85%，不设封顶线，首次年度补偿不设起付线。

第四章 江苏省卫生筹资再分配效应

第一节 2008 年卫生筹资再分配效应分析

（一）卫生筹资累进性结果

1. 城市地区

（1）卫生筹资分布

将 2008 年所有城市样本家庭按等值人均可支付能力从低到高排序，进行五分组。测算各组等值人均可支付能力和各种等值人均家庭卫生支出的比例，并且分别比较每组中各种卫生支出的比例与可支付能力比例的关系。如果低收入人群卫生支出占卫生总支出的比例小于其可支付能力占总支付能力的比例，高收入人群卫生支出占卫生总支出的比例大于其可支付能力占总支付能力的比例，则该卫生筹资是累进的；如果上述比例关系相反，则卫生筹资是累退的。另外，由于 2008 年城镇居民基本医疗保险刚开始实施，当年度参加人员很少，被调查样本不足，因此 2008 年分析未纳入城镇居民基本医疗保险。

在城市地区，如表 4-1 所示，从绝对值分析，最富裕组人群的各种卫生支出所占比重均为最高，说明各种卫生支出都倾向于集中在富裕人群。其中，最富裕组在直接税和 OOP 中所占比重均超过 40%。从相对值分析，将各组卫生支出比重与其可支付能力比重进行比较。

表 4-1 2008 年江苏省城市地区卫生筹资累进性结果 （单位：%）

收入五分组	可支付能力（人均家庭收入）	间接税	直接税	城镇职工基本医疗保险	OOP	总筹资
1 组（低收入组）	8.60	8.92	0.12	9.40	8.69	9.08
2 组（次低收入组）	13.70	14.26	1.46	14.97	12.48	13.63
3 组（中等收入组）	17.63	18.25	8.01	17.69	15.73	16.66
4 组（次富裕组）	22.60	22.77	10.76	22.15	20.68	21.38
5 组（最富裕组）	37.48	35.80	79.65	35.78	42.41	39.26
小计	100.00	100.00	100.00	100.00	100.00	100.00
基尼系数/集中指数	0.2874**	0.2661**	0.7360**	0.2546**	0.3577**	0.3077**

续表

收入五分组	可支付能力 （人均家庭收入）	间接税	直接税	城镇职工基本 医疗保险	OOP	总筹资
95%置信区间	(0.2698, 03050)	(0.2516, 0.2807)	(0.5521, 0.9199)	(0.2281, 0.2811)	(0.1526, 0.5627)	(0.2053, 0.4101)
Kakwani 指数		-0.0213**	0.4486**	-0.0328*	0.0703	0.0203
95%置信区间		(-0.0354, -0.0071)	(0.2708, 0.6265)	(-0.0601, -0.0055)	(-0.1250, 0.2655)	(-0.0721, 0.1126)

*$p<0.05$。**$p<0.01$。

注：①可支付能力对应基尼系数；间接税、直接税、城镇职工基本医疗保险、OOP、总筹资对应集中指数。②因四舍五入原因，计算所得数值有时与实际数值有些微出入，特此说明，下同。

1）间接税。从低收入组到次富裕组，通过间接税负担的政府卫生支出比重均大于其可支付能力比重，而最富裕组通过间接税负担的政府卫生支出比重小于其可支付能力比重，反映出通过间接税进行卫生支出筹资具有累退性，即相对于可支付能力而言，低收入人群通过各种间接税筹资的卫生支出更重，间接税筹资机制在缩小贫富差距上没有发挥再分配的作用。2008 年江苏省城市地区间接税的集中曲线分布见图 4-1。

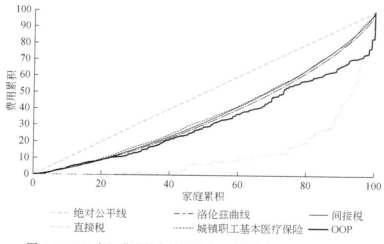

图 4-1　2008 年江苏省城市地区卫生筹资集中曲线（单位：%）

2）直接税。从低收入组到次富裕组，通过直接税负担的政府卫生支出比重均小于其可支付能力比重，而最富裕组通过直接税负担的政府卫生支出比重远大于其可支付能力比重，是其对应的可支付能力比重的两倍以上，反映出通过直接税进行卫生筹资具有很强的累进性。江苏省城市地区以直接税形式进行的政府卫生筹资，相对于可支付能力而言，高收入人群承担得较多，直接税在促进卫生筹资负担公平性方面具有先进性。因此，通过直接税进行卫生筹资能够发挥很好的"均贫富"作用。2008 年江苏省城市地区直接税的集中曲线分布见图 4-1。

3）城镇职工基本医疗保险。低收入组、次低收入组和中等收入组通过城镇职工基本医疗保险进行筹资，其筹资比重略大于其可支付能力比重，而次富裕组和最富裕组的卫生支出比重略小于其可支付能力比重，表明通过城镇职工基本医疗保险进行卫生筹资，卫生筹资具有略累退性。2008 年江苏省城市地区城镇职工基本医疗保险的集中曲线分布见图 4-1。

4）OOP。从分析结果上看，最富裕组通过 OOP 负担的政府卫生支出比重大于其可支付能力比重，其余收入组通过 OOP 负担的政府卫生支出比重小于其可支付能力比重（低收入组二者比重基本持平），表明通过 OOP 进行卫生筹资，卫生筹资具有累进性。2008 年江苏省城市地区 OOP 的集中曲线分布见图 4-1。

5）总筹资。最富裕组和低收入组的卫生总筹资支出比重大于其可支付能力比重，其余收入组的卫生总筹资支出比重均略小于其可支付能力比重。

（2）卫生筹资渠道的集中指数和 Kakwani 指数

通过五组的比较结果，仅能大致判断江苏省城市地区各种卫生筹资渠道是倾向于低收入者还是倾向于高收入者，但无法对其进行量化分析与判断。本研究通过基尼系数/集中指数和 Kakwani 指数的统计检验结果反映各种卫生筹资渠道的相对分布状况，以评价卫生筹资的公平程度。

从表 4-1 可以看出，2008 年江苏省城市地区各种卫生筹资渠道的集中指数都为正值，说明各种卫生支出的分布绝对数额集中在高收入人群，高收入者支付得多，低收入者支付得少。其中，直接税卫生筹资的集中指数高达 0.7360，说明高收入人群承担了绝大部分直接税的卫生筹资。

在相对公平分析中，2008 年江苏省城市地区基尼系数为 0.2874，将各卫生筹资渠道的集中指数与基尼系数比较，分析江苏省城市地区各卫生筹资渠道的 Kakwani 指数。

1）间接税：间接税的 Kakwani 指数为-0.0213，间接税略呈累退性，说明间接税的筹资机制未能发挥收入再分配作用。

2）直接税：直接税的 Kakwani 指数为 0.4486，说明相对于可支付能力而言，富裕家庭支付了更多的直接税，体现了直接税发挥着重要的社会财富再分配的调节作用。

3）城镇职工基本医疗保险：城镇职工基本医疗保险的 Kakwani 指数为-0.0328，呈累退性，即相对于可支付能力而言，低收入家庭缴纳了更高比例的保险费用，说明 2008 年江苏省城镇职工基本医疗保险缴费加大了职工的收入差距。

4）OOP：OOP 的 Kakwani 指数为 0.0703，但统计结果未显示显著性，说明 2008 年江苏省城市地区通过 OOP 筹资在不同收入组之间基本保持均衡。

5）总筹资：总筹资的 Kakwani 指数为 0.0203，但统计结果未显示显著性，说明 2008 年江苏省城市地区卫生筹资在不同收入组之间基本保持均衡，卫生筹资分布基本保持等比例。

2. 农村地区

（1）卫生筹资分布

将 2008 年所有江苏省农村样本家庭按等值人均可支付能力从低到高排序，进行五分组，如表 4-2 所示。从绝对值看，所有卫生筹资渠道中，富裕人群的各种卫生支出所占比重均为最高，各种卫生支出都倾向于集中在富裕人群。其中，最富裕组的直接税筹资绝对占比超过 90%，OOP 筹资绝对占比接近 50%。下面将各组卫生支出比重与其可支付能力比重进行比较。

表 4-2　2008 年江苏省农村地区卫生筹资累进性结果　　　（单位：%）

收入五分组	可支付能力（人均家庭收入）	间接税	直接税	新农合	OOP	总筹资
1 组（低收入组）	7.85	7.87	0.00	14.62	9.46	9.64
2 组（次低收入组）	13.43	14.07	0.65	16.36	10.56	10.92
3 组（中等收入组）	17.46	18.05	1.07	18.97	14.15	14.48
4 组（次富裕组）	22.55	23.24	2.85	21.84	17.63	17.98
5 组（最富裕组）	38.71	36.76	95.43	28.21	48.20	46.98
小计	100.00	100.00	100.00	100.00	100.00	100.00
基尼系数/集中指数	0.3061**	0.2875**	0.8981**	0.1405**	0.3764**	0.3634**
95%置信区间	(0.2953, 0.3169)	(0.2773, 0.2977)	(0.5690, 1.2273)	(0.1094, 0.1717)	(0.3132, 0.4396)	(0.3052, 0.4217)
Kakwani 指数		−0.0186**	0.5921**	−0.1656**	0.0703*	0.0574*
95%置信区间		(−0.0262, −0.0110)	(0.2658, 0.9184)	(−0.1963, −0.1348)	(0.0117, 0.1290)	(0.0037, 0.1110)

*$p<0.05$。**$p<0.01$。

1）间接税。从低收入组到次富裕组，通过间接税负担的政府卫生支出比重均大于其可支付能力比重，而最富裕组通过间接税负担的政府卫生支出比重小于其可支付能力比重，反映通过间接税进行卫生支出筹资具有累退性，即相对于可支付能力而言，低收入人群通过各种间接税筹资的卫生支出更重，间接税筹资机制在缩小贫富差距上没有发挥再分配的作用，反而在一定程度上将拉大人们之间的收入差距。2008 年江苏省农村地区间接税的集中曲线分布见图 4-2。

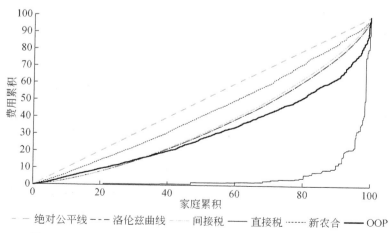

图 4-2　2008 年江苏省农村地区卫生筹资集中曲线（单位：%）

2）直接税。从低收入组到次富裕组，通过直接税负担的政府卫生支出比重均小于其可支付能力比重，而最富裕组通过直接税负担的政府卫生支出比重远大于其可支付能力比重，反映出通过直接税进行卫生筹资具有很强的累进性。江苏省农村地区以直接税形式进行的政府卫生筹资，相对于可支付能力而言，高收入人群承担得较多，直接税在促进卫生筹资负担公平性方面具有先进性。因此，通过直接税进行卫生筹资能够发挥很好的"均贫富"作用。2008年江苏省农村地区直接税的集中曲线分布见图4-2。

3）新农合。农村地区的社会医疗保险以新农合为主，分析结果表明，新农合卫生筹资负担呈现一定的递增性，但各组卫生筹资负担基本在20%上下波动。低收入组、次低收入组和中等收入组通过新农合卫生筹资的比重大于其可支付能力比重，而次富裕组和最富裕组通过新农合卫生筹资的比重小于其可支付能力比重，表明通过新农合进行卫生筹资的累退性较高。2008年江苏省农村地区新农合的集中曲线分布见图4-2。

4）OOP。从分析结果上看，最富裕组通过OOP负担的政府卫生支出比重大于其可支付能力比重，低收入组OOP负担的政府卫生支出比重略大于其可支付能力比重，而其他收入组均呈现OOP负担的政府卫生支出比重小于其可支付能力比重。2008年江苏省农村地区OOP集中曲线见图4-2。

5）总筹资。类同于农村地区的OOP筹资分布情况，最富裕组和低收入组的总筹资支出比重大于其可支付能力比重，其他收入组总筹资支出比重小于其可支付能力比重，呈现"两头大、中间小"的卫生筹资分布状况。

（2）卫生筹资渠道的集中指数和Kakwani指数

表4-2显示，2008年江苏省农村地区各种卫生筹资渠道的集中指数均为正值，说明各种卫生支出的分布绝对数额集中在高收入人群中，由高收入者支付得多，而低收入者支付得少。其中，直接税卫生筹资的集中指数高达0.8981，说明高收入人群承担了绝大部分的直接税卫生支出。

在相对公平分析中，2008年江苏省农村地区基尼系数为0.3061，将各卫生筹资渠道的集中指数与基尼系数比较，分析江苏省农村地区各卫生筹资渠道的Kakwani指数。

1）间接税：间接税的Kakwani指数为-0.0186，间接税略呈现累退性，说明间接税的筹资机制未能发挥收入再分配作用。

2）直接税：直接税的Kakwani指数为0.5921，说明相对于可支付能力而言，富裕家庭支付了更多的直接税，体现了直接税发挥着重要的收入再分配的调节作用。

3）新农合：新农合的Kakwani指数为-0.1656，呈现累退性，表明通过新农合进行卫生筹资更加有利于高收入人群。

4）OOP：OOP的Kakwani指数为0.0703，分析结果显示为略累进性，表明OOP更多地由富裕人群使用。

5）总筹资：总筹资的Kakwani指数为0.0574，这说明，2008年江苏省农村地区卫生总筹资呈现累进性，从家庭负担的资金来说，农村卫生筹资在一定程度上缩小了人群收入分布的不公平。

（二）卫生筹资水平公平及收入再分配结果

1. 城市地区

利用 AJL 分解法，对 2008 年江苏省城市地区卫生筹资渠道进行分析（表 4-3），根据收入再分配效应结果判定各筹资渠道对于收入再分配的效果。间接税、城镇职工基本医疗保险和 OOP 筹资渠道发生后与发生前相比较，原来的收入分配不公平程度加深；而直接税发生后与发生前相比较，原来的收入分配不公平得到改善。

表 4-3　2008 年江苏省城市地区卫生筹资水平公平及收入再排序结果

项目	间接税	直接税	城镇职工基本医疗保险	OOP	总筹资
筹资占人均家庭收入比重（g）	0.003 961	0.000 568	0.061 934	0.067 174	0.133 835
垂直再分配效应（V）	−0.000 061	0.000 263	−0.001 768	0.005 529	0.004 102
水平平等效应（H）	0.000 024	0.000 008	0.000 726	0.001 926	0.002 688
收入再排序效应（R）	0.000 000	0.000 000	0.000 205	0.005 285	0.005 792
收入再分配效应（RE）	−0.000 085	0.000 254	−0.002 698	−0.001 682	−0.004 377
垂直再分配占比/%	72.18	103.32	65.51	−328.75	−93.72
水平再分配占比/%	−27.82	3.32	−26.91	−114.50	−61.41
收入再排序占比/%	0.00	0.00	−7.58	−314.25	−132.31
收入再分配占比/%	100.00	100.00	100.00	100.00	100.00

综合各类卫生支出筹资渠道，卫生总筹资的收入再分配效应为负值，表明 2008 年江苏省城市地区的卫生筹资系统导致人们的收入差异扩大。

分析收入再分配的内部构成，江苏省城市地区卫生总筹资呈现等比例分布。总筹资占人均家庭收入比重为 0.133 835，全部卫生支出的垂直再分配占比为 93.72%[①]，但是由于存在相同收入、不同卫生支付负担带来的水平不公平，所以抵消了垂直公平上带来的再分配效果，如果相同收入承担相同的卫生筹资负担，那么卫生筹资的再分配效应还可以提高 61.41 个百分点，同时还可以避免由水平不公平造成的收入再排序带来的不公平，约为 132.31 个百分点。由于上述对全部卫生支出分析混杂了各类卫生筹资渠道的综合效果，有必要对各类筹资渠道单独进行卫生筹资再分配效应分析（表 4-3）。

（1）间接税

2008 年江苏省城市地区的间接税具有累退性，间接税筹资占人均家庭收入比重为 0.003 961。低收入人群相对于高收入人群会承担更高比例的间接税收支出，同时由于存在相同支付能力的人支付不同额度的间接税的情况，间接税总的卫生筹资再分配效应中，垂

---

① 正文中均展示占比数值的绝对值。

直再分配占比为 72.18%，水平再分配占比为 27.82%，收入再排序占比为 0.00%，表明通过间接税进行卫生筹资并未改变人群的收入排序。

（2）直接税

直接税作为最有力度的收入再分配工具，能够最大限度地发挥均贫富的效应。江苏省城市地区直接税呈现出较强的累进性。直接税筹资占人均家庭收入比重为 0.000 568，直接税卫生筹资再分配效应中，垂直再分配占比为 103.32%，水平再分配占比为 3.32%，收入再排序占比为 0.00%，表明通过直接税进行卫生筹资并未改变人群的收入排序。

（3）城镇职工基本医疗保险

城镇职工基本医疗保险作为强制性保险，应该具备财务风险保护的能力，这就要求其制度设计应该根据不同支付能力制定不同的筹资贡献。城镇职工基本医疗保险具有负向的收入再分配效应，导致收入人群之间的收入差距扩大。城镇职工基本医疗保险筹资占人均家庭收入比重为 0.061 934。城镇职工基本医疗保险的卫生筹资再分配效应中，垂直再分配占比为 65.51%，水平再分配占比为 26.91%，收入再排序占比为 7.58%，水平不公平和收入再排序减弱了城镇职工基本医疗保险的累进性，弱化了城镇职工基本医疗保险按支付能力缴费的制度安排，如果制度设计上能够同时遵照相同收入相同社会医疗保险支出，那么社会医疗保险的收入再分配效应可以提高 34.49 个百分点（包含由水平不公平造成的收入再排序带来的不公平方面的提高）。

（4）OOP

2008 年江苏省城市地区 OOP 的收入再分配效应为负值（−0.001 682），这导致人群的收入差距扩大。OOP 筹资占人均家庭收入比重为 0.067 174。在 OOP 的筹资再分配效应中，垂直再分配占比为 328.75%，水平再分配占比为 114.50%，收入再排序占比为 314.25%。

2. 农村地区

分析 2008 年江苏省农村地区卫生筹资渠道（表 4-4），间接税、新农合和 OOP 发生后与发生前相比较，原来的收入分配不公平程度加深；直接税发生后与发生前相比较，原来的收入分配不公平得到改善；综合各类卫生支出筹资渠道，总筹资不能对收入再分配效果起到改善作用，反而扩大了收入分配不公平。总筹资占人均家庭收入的比重为 0.125 458，总筹资的垂直再分配占比为 197.24%，水平再分配占比为 64.84%，收入再排序占比为 232.40%。

表 4-4　2008 年江苏省农村地区卫生筹资水平公平及收入再排序结果

项目	间接税	直接税	新农合	OOP	总筹资
筹资占人均家庭收入比重（g）	0.003 886	0.000 141	0.005 741	0.115 690	0.125 458
垂直再分配效应（V）	−0.000 054	0.000 086	−0.000 940	0.009 940	0.009 019
水平平等效应（H）	0.000 019	0.000 003	0.000 026	0.002 889	0.002 965
收入再排序效应（R）	0.000 000	0.000 000	0.000 001	0.010 473	0.010 627
收入再分配效应（RE）	−0.000 073	0.000 083	−0.000 967	−0.003 422	−0.004 573

续表

项目	间接税	直接税	新农合	OOP	总筹资
垂直再分配占比/%	73.88	103.06	97.23	−290.49	−197.24
水平再分配占比/%	−26.12	3.05	−2.65	−84.42	−64.84
收入再排序占比/%	0.00	0.00	−0.12	−306.06	−232.40
收入再分配占比/%	100.00	100.00	100.00	100.00	100.00

对各类筹资渠道单独进行如下卫生筹资再分配效应分析。

（1）间接税

2008 年江苏省农村地区间接税筹资占人均家庭收入比重为 0.003 886。间接税往往具有累退性。也就是说，相对于其收入水平，低收入人群相对于高收入人群要承担更多税收支出，同时由于存在相同支付能力的人支付不同额度的间接税的情况，间接税总的卫生筹资再分配效应中，垂直再分配占比为 73.88%，但是由于存在相同收入、不同卫生支付负担带来的水平不公平，所以抵消了垂直公平上带来的再分配效果，如果相同收入人群承担相同的卫生支出，那么卫生支出的再分配效应还可以提高 26.12 个百分点；收入再排序占比结果为 0.00%，表明通过间接税进行卫生筹资并未改变人群的收入排序。

（2）直接税

2008 年江苏省农村地区直接税呈现出较强的累进性，直接税筹资占人均家庭收入比重为 0.000 141，直接税的卫生筹资再分配效应中，垂直再分配效应为 0.000 086，综合考量直接税的垂直再分配效应及其筹资占人均家庭收入比重，垂直再分配占比为 103.06%，直接税的水平再分配占比为 3.05%，收入再排序占比为 0.00%，表明通过直接税进行卫生筹资并未改变人群的收入排序。

（3）新农合

新农合是我国农村居民的主要医疗保险方式，应该具备财务风险保护的能力，但是目前新农合缴费机制是所有被保险人按固定额度缴纳保费的，这导致其产生较高的累退性，相对于其收入水平，低收入者比高收入者承担了更高比例的卫生筹资。新农合筹资占人均家庭收入比重为 0.005 741，新农合的卫生筹资再分配效应中，垂直再分配效应为 −0.000 940，综合考量新农合的垂直再分配效应及其筹资占人均家庭收入比重，垂直再分配占比为 97.23%，水平再分配占比为 2.65%，收入再排序占比为 0.12%。

（4）OOP

2008 年江苏省农村地区 OOP 的收入再分配效应为负值，表明 OOP 导致人们的收入差距扩大。OOP 筹资占人均家庭收入比重为 0.115 690，OOP 的卫生筹资再分配效应中，垂直再分配效应是 0.009 940，综合考量 OOP 的垂直再分配效应及其筹资占人均家庭收入比重，垂直再分配占比为 290.49%，水平再分配占比为 84.42%，收入再排序占比为 306.06%。

第二节　2013年卫生筹资再分配效应分析

（一）卫生筹资累进性结果

1. 城市地区

（1）卫生筹资分布

在城市地区，如表 4-5 所示，按绝对值分析，除城镇居民基本医疗保险以外，富裕人群的各种卫生支出所占比重均最高，各种卫生支出均倾向于富裕人群。其中，最富裕组在直接税和OOP中的占比均超过40%。从相对值分析，将各组卫生支出比重与其可支付能力比重进行比较。

表 4-5　2013 年江苏省城市地区卫生筹资累进性结果　　　　　（单位：%）

收入五分组	可支付能力（人均家庭收入）	间接税	直接税	城镇职工基本医疗保险	城镇居民基本医疗保险	OOP	总筹资
1 组（低收入组）	9.10	9.33	2.04	7.47	37.95	8.87	8.86
2 组（次低收入组）	13.82	14.28	9.58	14.26	21.64	11.71	12.77
3 组（中等收入组）	17.95	18.41	10.98	18.89	17.55	15.74	16.78
4 组（次富裕组）	22.59	23.11	26.89	24.41	13.08	19.10	20.98
5 组（最富裕组）	36.54	34.86	50.51	34.99	9.77	44.58	40.62
小计	100.00	100.00	100.00	100.00	100.00	100.00	100.00***
基尼系数/集中指数	0.2739**	0.2563**	0.5024**	0.2777**	−0.2702**	0.3502**	0.3149**
95%置信区间	(0.2620, 0.2859)	(0.2435, 0.2691)	(0.3781, 0.6268)	(0.2565, 0.2988)	(−0.3134, −0.2270)	(0.2849, 0.4156)	(0.2755, 0.3542)
Kakwani 指数		−0.0177**	0.2285**	0.0037	−0.5441**	0.0763*	0.0409*
95%置信区间		(−0.0245, −0.0109)	(0.1095, 0.3474)	(−0.0187, 0.0262)	(−0.5888, −0.4995)	(0.0138, 0.1388)	(0.0046, 0.0772)

　　*$p<0.05$，**$p<0.01$，***表中此列数据之和不等于 100.00，是因为各数据四舍五入导致，本书中此类问题不再说明。

1）间接税。从低收入组到次富裕组，通过间接税负担的政府卫生支出比重均大于可支付能力比重，而最富裕组通过间接税负担的政府卫生支出比重小于其可支付能力比重，反映通过间接税进行卫生支出筹资具有累退性，即相对于可支付能力而言，低收入人群通过各种间接税筹资的卫生支出更重，间接税筹资机制在缩小贫富差距上没有发挥再分配的作用。2013 年江苏省城市地区间接税的集中曲线分布见图 4-3。

2）直接税。低收入组、次低收入组和中等收入组，通过直接税负担的政府卫生支出比重均小于其可支付能力比重，而次富裕组和最富裕组通过直接税负担的政府卫生支出比重大于其可支付能力比重，反映出通过直接税进行卫生筹资具有较强的累进性。江苏省城市地区以直接税形式进行的政府卫生筹资，相对于其可支付能力而言，高收入人群承担得较多，直接税在促进卫生筹资负担公平性方面具有先进性。因此，通过直接税进行卫生筹资能够发挥很好的"均贫富"作用。2013年江苏省城市地区直接税的集中曲线分布见图4-3。

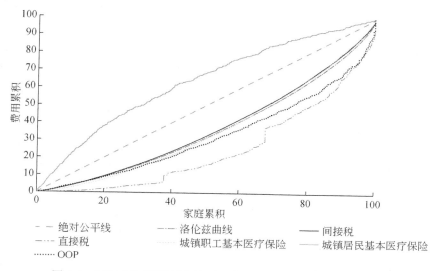

图 4-3   2013 年江苏省城市地区卫生筹资集中曲线（单位：%）

3）城镇职工基本医疗保险。通过城镇职工基本医疗保险进行卫生筹资，低收入组和最富裕组的筹资比重均小于其可支付能力比重，而其他收入组的筹资比重大于其可支付能力比重。总体而言，城镇职工基本医疗保险进行卫生筹资在不同收入组中的分布，与其可支付能力在不同收入组之间的分布基本保持一致。2013年江苏省城镇职工基本医疗保险的集中曲线分布见图4-3。

4）城镇居民基本医疗保险。城镇居民基本医疗保险是我国城市地区非就业居民的主要医疗保险方式，应该具备财务风险保护的能力，其缴费机制与新农合类似，所有被保险人按固定额度缴纳保费，这导致其产生较高的累退性，相对于其收入水平，低收入人群比高收入人群承担了更高比例的卫生筹资。2013年江苏省城镇居民基本医疗保险的集中曲线分布见图4-3。

5）OOP。从分析结果上看，最富裕组通过OOP负担的政府卫生支出比重大于其可支付能力比重，其余收入组OOP负担的政府卫生支出比重均略小于其可支付能力比重。因此，江苏省城市地区利用OOP进行卫生筹资，相对于家庭的可支付能力而言，高收入人群承担得较多，显示出较好的累进性。2013年江苏省城市地区的OOP集中曲线见图4-3。

6）总筹资情况。除最富裕组外，其他收入组的筹资总支出均小于其可支付能力比重，反映2013年江苏省城市地区卫生支出筹资具有累进性。总体上，江苏省城市地区的卫生筹资机制，相对于家庭的可支付能力而言，高收入人群承担得较多。

（2）卫生筹资渠道的集中指数和 Kakwani 指数

从表4-5可以看出，除城镇居民基本医疗保险外，2013年江苏省城市地区各种卫生筹资渠道的集中指数都为正值，说明除城镇居民基本医疗保险之外的各种卫生筹资渠道的分布绝对数额集中在高收入人群中，高收入者支付得多，低收入者支付得少。其中，直接税卫生筹资的集中指数高达 0.5024，远高于其他卫生筹资渠道的集中指数，说明高收入人群承担了绝大部分直接税的卫生筹资。城镇居民基本医疗保险集中指数为负值，说明通过城镇居民基本医疗保险进行卫生筹资的绝对数额集中在中低收入人群中，高收入者支付得少，低收入者支付得多。

在相对公平分析中，2013 年江苏省城市地区基尼系数为 0.2739，将各卫生筹资渠道的集中指数与基尼系数进行比较，分析江苏省城市地区各卫生筹资渠道的 Kakwani 指数。

1）间接税：间接税的 Kakwani 指数为-0.0177，略呈累退性。

2）直接税：直接税的 Kakwani 指数为 0.2285，呈累进性，说明相对于可支付能力而言，富裕家庭支付了更多的直接税，体现了直接税发挥着重要的社会财富再分配的调节作用。

3）城镇职工基本医疗保险：城镇职工基本医疗保险的 Kakwani 指数为 0.0037，但统计结果未显示显著性，表明 2013 年江苏省城市地区通过城镇职工基本医疗保险进行筹资在不同收入组之间基本保持均衡。

4）城镇居民基本医疗保险：城镇居民基本医疗保险的 Kakwani 指数为-0.5441，呈现很高程度的累退性，表明 2013 年江苏省城市地区通过城镇居民基本医疗保险进行筹资，更大程度地由中低收入人群负担。

5）OOP：OOP 的 Kakwani 指数为 0.0763，分析结果显示为略累进性，表明 OOP 更多地由富裕人群使用。

6）总筹资：总筹资的 Kakwani 指数为 0.0409，分析结果表明，2013 年江苏省城市地区总筹资具有累进性，从家庭负担的资金来说，卫生筹资在一定程度上减弱了人群收入分布的不公平。

2. 农村地区

（1）卫生筹资分布

在农村地区，将所有农村样本家庭按等值人均可支付能力从低到高排序，进行五分组，如表 4-6 所示，从绝对值上看，除新农合外，最富裕组的各种卫生支出所占比重均为最高，各种卫生支出都倾向于集中在富裕人群。最富裕组的直接税和 OOP 卫生支出占比超过50%。下面将各组卫生支出比重与其可支付能力比重进行比较。

表 4-6　2013 年江苏省农村地区卫生筹资累进性结果　　　（单位：%）

收入五分组	可支付能力（人均家庭收入）	间接税	直接税	新农合	OOP	总筹资
1 组（低收入组）	6.52	6.50	1.20	20.24	7.76	8.15
2 组（次低收入组）	12.49	12.91	10.65	20.85	10.77	11.31
3 组（中等收入组）	17.24	18.01	10.39	20.81	12.01	12.64
4 组（次富裕组）	23.19	24.10	18.20	19.78	15.75	16.33
5 组（最富裕组）	40.57	38.48	59.56	18.32	53.71	51.57
小计	100.00	100.00	100.00	100.00	100.00	100.00

续表

收入五分组	可支付能力（人均家庭收入）	间接税	直接税	新农合	OOP	总筹资
基尼系数/集中指数	0.3392**	0.3210**	0.5571**	−0.0209**	0.4360**	0.4127**
95%置信区间	(0.3282, 0.3501)	(0.3109, 0.3310)	(0.4649, 0.6492)	(−0.0287, −0.0132)	(0.3534, 0.5187)	(0.3389, 0.4866)
Kakwani 指数		−0.0182**	0.2179**	−0.3601**	0.0969*	0.0736**
95%置信区间		(−0.0273, −0.0091)	(0.1287, 0.3072)	(−0.3740, −0.3462)	(0.0198, 0.1740)	(0.0054, 0.1418)

*$p<0.05$。**$p<0.01$。

1）间接税。最富裕组通过间接税负担的政府卫生支出比重小于其可支付能力比重，其余收入组通过间接税负担的政府卫生支出比重大于其可支付能力比重（低收入组二者比重基本持平），说明通过间接税进行卫生筹资具有累退性，该筹资渠道将在一定程度上拉大人们之间的收入差距。具体分析该现象：相对于可支付能力而言，低收入人群通过各种间接税筹资的卫生支出更重，间接税筹资机制在缩小贫富差距上没有发挥再分配的作用。2013年江苏省农村地区间接税的集中曲线分布见图4-4。

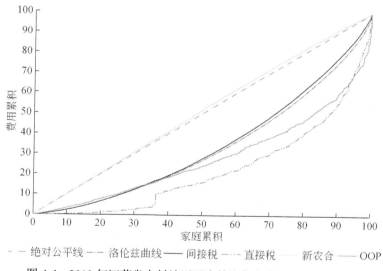

图4-4　2013年江苏省农村地区卫生筹资集中曲线（单位：%）

2）直接税。低收入组到次富裕组，通过直接税负担的政府卫生支出比重均小于其可支付能力比重，而最富裕组通过直接税负担的政府卫生支出比重大于其可支付能力比重，反映出通过直接税进行卫生筹资具有很强的累进性。江苏省农村地区以直接税形式进行的政府卫生筹资，相对于家庭的可支付能力而言，高收入人群承担得较多，直接税在促进卫生筹资负担公平性方面具有先进性。因此，通过直接税进行卫生筹资能够发挥很好的"均贫富"作用。2013年江苏省农村地区直接税的集中曲线分布见图4-4。

3）新农合。农村地区的社会医疗保险以新农合为主，分析结果表明，新农合在各组卫生筹资负担中基本围绕在 20% 这一比例上下波动，低收入组、次低收入组和中等收入组通过新农合负担的政府卫生支出比重大于其可支付能力比重，次富裕组和最富裕组通过新农合负担的政府卫生支出比重小于其可支付能力比重，呈现 2013 年江苏省农村地区的新农合筹资分布具有累退性。2013 年江苏省农村地区新农合的集中曲线分布见图 4-4。

4）OOP。从分析结果上看，2008 年和 2013 年的农村地区 OOP 筹资负担分布基本具有一致性：最富裕组通过 OOP 负担的政府卫生支出比重大于其可支付能力比重，低收入组 OOP 筹资卫生支出比重略大于其可支付能力比重，而其他收入组均呈现 OOP 负担的政府卫生支出比重小于其可支付能力比重。2013 年江苏省农村地区 OOP 集中曲线见图 4-4。

5）总筹资。在农村地区中，虽然低收入组卫生筹资总支出比重略大于其可支付能力比重，但从其他四组来看：最富裕组卫生筹资总支出比重大于其可支付能力比重，而其他收入组的卫生筹资总支出比重均小于其可支付能力比重，表明农村地区卫生筹资系统具有累进性。总体上，2013 年江苏省农村地区的卫生筹资机制，相对于家庭的可支付能力而言，高收入人群承担得较多，低收入人群承担得较少。

（2）卫生筹资渠道的集中指数和 Kakwani 指数

如表 4-6 所示，除新农合以外，2013 年江苏省农村地区各种卫生筹资渠道的集中指数均为正值，说明除新农合之外的各种卫生筹资渠道的分布绝对数额集中在高收入人群中，高收入者支付得多，低收入者支付得少。其中，直接税卫生筹资的集中指数高达 0.5571，说明高收入人群承担了绝大部分直接税的卫生支出。但是，新农合的集中指数为负值，说明在绝对值上，低收入人群比高收入人群缴费了更多的新农合保费，新农合筹资不公平的问题十分严重。

在相对公平分析中，2013 年江苏省农村地区基尼系数为 0.3392，将各卫生筹资渠道的集中指数与基尼系数比较，分析江苏省农村地区各卫生筹资渠道的 Kakwani 指数。

1）间接税：间接税的 Kakwani 指数为 -0.0182，略呈累退性。

2）直接税：直接税的 Kakwani 指数为 0.2179，呈累进性，说明相对于可支付能力而言，富裕家庭支付了更多的直接税，体现了直接税发挥着重要的社会财富再分配的调节作用。

3）新农合：新农合的 Kakwani 指数为 -0.3601，呈现很高的累退性，表明 2013 年江苏省新农合更多地由中低收入人群承担。

4）OOP：OOP 筹资的 Kakwani 指数为 0.0969，分析结果显示为略累进，表明 OOP 更多地由富裕人群使用。

5）总筹资：总筹资的 Kakwani 指数为 0.0736，分析结果表明，2013 年江苏省农村地区总体筹资具有累进性，从家庭负担的资金来说，卫生筹资在一定程度上减弱了人群收入分布的不公平。

（二）卫生筹资水平公平及收入再分配结果

1. 城市地区

利用 AJL 分解法，对 2013 年江苏省城市地区卫生筹资渠道进行分析（表 4-7），间接税、城镇职工基本医疗保险、城镇居民基本医疗保险和 OOP 筹资渠道发生后与发生前相比较，原来的收入分配不公平程度加深；而直接税在发生后与发生前相比较，原来的收入分配不公平得到改善；综合各类卫生支出筹资渠道，总筹资的收入再分配效应为负值。

表 4-7　2013 年江苏省城市地区卫生筹资水平公平及收入再排序结果

项目	间接税	直接税	城镇职工基本医疗保险	城镇居民基本医疗保险	OOP	总筹资
筹资占人均家庭收入比重（g）	0.004 831	0.003 183	0.051 526	0.003 095	0.096 436	0.159 070
垂直再分配效应（V）	−0.000 054	0.000 721	0.000 562	−0.001 713	0.009 450	0.009 548
水平平等效应（H）	0.000 033	0.000 066	0.001 123	−0.000 005	0.004 776	0.005 979
收入再排序效应（R）	0.000 000	0.000 056	0.000 149	0.000 000	0.012 186	0.013 067
收入再分配效应（RE）	−0.000 086	0.000 599	−0.000 710	−0.001 708	−0.007 512	−0.009 498
垂直再分配占比/%	62.22	120.30	−79.13	100.29	−125.79	−100.52
水平再分配占比/%	−37.78	10.95	−158.14	0.31	−63.57	−62.95
收入再排序占比/%	0.00	9.35	−20.99	−0.02	−162.21	−137.58
收入再分配占比/%	100.00	100.00	100.00	100.00	100.00	100.00

总筹资占人均家庭收入比重为 0.159 070，总筹资的垂直再分配占比为 100.52%，但是由于存在相同收入、不同卫生支付负担带来的水平不公平，所以抵消了垂直公平上带来的再分配效果，如果相同收入人群承担相同的卫生支出，那么卫生筹资再分配效应还可以提高 62.95 个百分点，同时还可以避免由水平不公平造成的收入再排序带来的不公平，约可以再提高 137.58 个百分点。上述对全部卫生支出分析混杂了五类卫生筹资渠道的综合效果，有必要对各类筹资渠道单独进行卫生筹资再分配效应分析。

（1）间接税

江苏省城市地区的间接税具有累退性，间接税筹资占人均家庭收入比重为 0.004 831。低收入人群相对于高收入人群承担更高比例的间接税的支出，同时由于存在相同支付能力的人支付不同额度的间接税的情况，间接税总的卫生筹资再分配效应中，垂直再分配占比为 62.22%，水平再分配占比为 37.78%，收入再排序占比为 0.00%，表明通过间接税进行卫生筹资并未改变人群的收入排序（表 4-7）。

（2）直接税

江苏省城市地区直接税呈现出较强的累进性。直接税筹资占人均家庭收入比重为 0.003 183，直接税的卫生筹资再分配效应中，垂直再分配效应为 0.000 721，综合考量直接税的垂直再分配效应及其筹资占人均家庭收入比重，垂直再分配占比为 120.30%，直接税的水平再分配占比和收入再排序占比的贡献比例分别为 10.95% 和 9.35%，抵消了直接税的累进效果（表 4-7）。

（3）城镇职工基本医疗保险

城镇职工基本医疗保险的收入再分配效应为负值，通过城镇职工基本医疗保险进行筹资导致贫富差距扩大。城镇职工基本医疗保险的垂直再分配占比 79.13%，水平再分配占比为 158.14%，收入再排序占比为 20.99%，水平不公平和收入再排序减弱了城镇职工基本医疗保险的累进性，弱化了城镇职工基本医疗保险按支付能力缴费的制度安排，如果制度设计上能够同时遵照相同收入人群承担相同额度的社会医疗保险缴费，那么社会医疗保险的卫生筹资再分配效应可以提高 179.13 个百分点（包含由水平不公平造成的收入再排序带来的不公平方面的提高）（表 4-7）。

（4）城镇居民基本医疗保险

城镇居民基本医疗保险缴费机制是被保险人缴纳固定额度的保费（不论其收入水平高低），因此呈现累退现象。城镇居民基本医疗保险筹资占人均家庭收入比重为 0.003 095，城镇居民基本医疗保险的卫生筹资再分配效应中，垂直再分配效应为-0.001 713，综合考量城镇居民基本医疗保险的垂直再分配效应及其筹资占人均家庭收入比重，垂直再分配占比为 100.29%，水平再分配占比为 0.31%，收入再排序占比为 0.02%（表 4-7）。

（5）OOP

表 4-7 中 OOP 的收入再分配效应为-0.007 512，表明 OOP 的使用导致贫富差距拉大。OOP 的卫生筹资再分配效应中，垂直再分配占比为 125.79%，水平再分配占比为 63.57%，收入再排序占比为 162.21%。

2. 农村地区

分析 2013 年江苏省农村地区卫生筹资渠道（表 4-8），间接税、新农合和 OOP 在发生后与发生前相比较，原来的收入分配不公平程度加深；而直接税发生后与发生前相比较，原来的收入分配不公平得到改善；综合各类卫生支出筹资渠道，总筹资不能对收入再分配效果起到改善作用，反而扩大了收入分配的不公平。

表 4-8　2013 年江苏省农村地区卫生筹资水平公平及收入再排序结果

项目	间接税	直接税	新农合	OOP	总筹资
筹资占人均家庭收入比重（g）	0.005 025	0.002 244	0.005 390	0.106 196	0.118 856
垂直再分配效应（V）	-0.000 068	0.000 512	-0.001 952	0.012 458	0.010 936
水平平等效应（H）	0.000 024	0.000 033	0.000 000	0.002 512	0.002 592
收入再排序效应（R）	0.000 000	0.000 015	0.000 000	0.011 150	0.011 266
收入再分配效应（RE）	-0.000 092	0.000 463	-0.001 953	-0.001 204	-0.002 921
垂直再分配占比/%	73.84	110.47	99.98	-1034.41	-374.40
水平再分配占比/%	-26.16	7.13	-0.02	-208.58	-88.73
收入再排序占比/%	0.00	3.34	0.00	-925.83	-385.67
收入再分配占比/%	100.00	100.00	100.00	100.00	100.00

分析卫生筹资再分配的内部构成，总筹资占人均家庭收入比重为 0.118 856，总筹资的垂直再分配占比为 374.40%，水平再分配占比为 88.73%，收入再排序占比为 385.67%。

对各类筹资渠道单独进行卫生筹资再分配效应分析。

（1）间接税

2013 年江苏省农村地区的间接税具有累退性。也就是说，相对于其收入水平，低收入人群相对于高收入人群承担更多税收支出，同时由于存在相同支付能力的人支付不同额度的间接税的情况。间接税筹资占人均家庭收入比重为 0.005 025，间接税的卫生筹资再分配效应中，垂直再分配占比为 73.84%，但是由于存在相同收入、不同卫生支付负担带来的水平不公平，所以抵消了垂直公平上带来的再分配效果，如果相同收入人群承担相同的卫生支出，那么间接税的卫生筹资再分配效应还可以提高 26.16 个百分点；收入再排序占比为 0.00%，表明通过间接税进行卫生筹资并未改变人群的收入排序（表 4-8）。

（2）直接税

江苏省农村地区直接税呈现出较强的累进性。直接税筹资占人均家庭收入比重为 0.002 244，直接税的卫生筹资再分配效应中，垂直再分配效应为 0.000 512，综合考量直接税的垂直再分配效应及其筹资占人均家庭收入比重，直接税的卫生筹资再分配效应中，垂直再分配占比为 110.47%，直接税的水平再分配占比和收入再排序占比分别为 7.13% 和 3.34%，抵消了直接税的累进效果（表 4-8）。

（3）新农合

新农合具有较高的累退性，相对于其收入水平，低收入者比高收入者承担了更高比例保险筹资。新农合筹资占人均家庭收入比重为 0.005 390，新农合的卫生筹资再分配效应中，垂直再分配效应为 -0.001 952，综合考量新农合的垂直再分配效应及其筹资占人均家庭收入比重，垂直再分配占比为 99.98%，水平再分配占比和收入再排序占比分别为 0.02% 和 0.00%，说明新农合筹资水平公平程度较好（表 4-8）。

（4）OOP

OOP 的收入再分配效应为负值，表明 OOP 导致人们的收入差距扩大。OOP 筹资占人均家庭收入比重为 0.106 196，OOP 的卫生筹资再分配效应中，垂直再分配效应是 0.012 458，综合考量 OOP 的垂直再分配效应及其筹资占人均家庭收入比重，垂直再分配占比为 1034.41%，水平再分配占比为 208.58%，收入再排序占比为 925.83%（表 4-8）。

第三节　2018 年卫生筹资再分配效应分析

（一）卫生筹资累进性结果

1. 城市地区

（1）卫生筹资分布

2018 年江苏省城市地区卫生筹资累进性结果如表 4-9 所示。从绝对值来看，除城镇居民基本医疗保险外，富裕人群的各种卫生支出所占比重均最高，各种卫生支出都倾向于集中在富裕人群。其中，最富裕组在间接税和直接税中的占比均超过 40%。从相对值分析，将各组卫生支出比重与其可支付能力比重比较如下。

表 4-9　2018 年江苏省城市地区卫生筹资累进性结果　　　（单位：%）

收入五分组	可支付能力（人均家庭收入）	间接税	直接税	城镇职工基本医疗保险	城镇居民基本医疗保险	OOP	总筹资
1 组（低收入组）	7.58	7.54	3.30	6.14	36.97	9.47	8.91
2 组（次低收入组）	12.55	12.66	5.41	10.52	27.46	14.10	12.97
3 组（中等收入组）	16.78	17.15	11.19	16.69	17.62	16.52	16.43
4 组（次富裕组）	21.97	22.24	15.41	23.44	9.26	21.90	21.80
5 组（最富裕组）	41.11	40.41	64.69	43.20	8.69	38.00	39.89
小计	100.00	100.00	100.00	100.00	100.00	100.00	100.00
基尼系数/集中指数	0.3310**	0.3246**	0.5834**	0.3747**	−0.3052**	0.2855**	0.3093**
95%置信区间	(0.3186, 0.3433)	(0.3126, 0.3367)	(0.5149, 0.6520)	(0.3475, 0.4020)	(−0.3532, −0.2572)	(0.2175, 0.3536)	(0.2697, 0.3490)
Kakwani 指数		−0.0063	0.2525**	0.0438**	−0.6361**	−0.0454	−0.0216
95%置信区间		(−0.0148, 0.0022)	(0.1863, 0.3186)	(0.0169, 0.0706)	(−0.6848, −0.5875)	(−0.1092, 0.0184)	(−0.0567, 0.0135)

**$p<0.01$。

注：2016 年之后部分城镇居民基本医疗保险变更为城乡居民基本医疗保险，为方便表述，仍用城镇居民基本医疗保险统称。

1）间接税。低收入组通过间接税负担的政府卫生支出比重与可支付能力比重基本持平，从次低收入组到次富裕组，通过间接税负担的政府卫生支出比重均大于其可支付能力比重，仅最富裕组通过间接税负担的政府卫生支出比重小于其可支付能力比重，反映通过间接税进行卫生支出筹资具有累退性，考虑到税收是在全人群中的二次分配，因此，该筹资渠道将在一定程度上拉大人们之间的收入差距。具体分析该现象：相对于可支付能力而言，低收入人群通过各种间接税筹资的卫生支出更多，间接税筹资机制在缩小贫富差距上没有发挥再分配的作用。2018 年江苏省城市地区间接税的集中曲线分布见图 4-5。

2）直接税。低收入组、次低收入组、中等收入组和次富裕组通过直接税负担的政府卫生支出比重均小于其可支付能力比重，而最富裕组通过直接税负担的政府卫生支出比重大于其可支付能力比重，反映出通过直接税进行卫生筹资具有较高的累进性。因此，通过直接税进行卫生筹资能够发挥很好的"均贫富"作用。江苏省城市地区以直接税形式进行的政府卫生筹资，相对于家庭的可支付能力而言，高收入人群承担得较多，直接税在促进卫生筹资负担公平性方面具有先进性。2018 年江苏省城市地区直接税的集中曲线分布见图 4-5。

3）城镇职工基本医疗保险。通过城镇职工基本医疗保险进行卫生筹资，低收入组、次低收入组和中等收入组的筹资比重略小于其可支付能力比重，而次富裕组和最富裕组的筹资比重略大于其可支付能力比重，反映通过城镇职工基本医疗保险进行卫生筹资具有一定程度的累进性，但总体而言，通过城镇职工基本医疗保险进行卫生筹资在不同收入组中的分布，与其可支付能力在不同收入组之间的分布基本保持一致。2018 年江苏省城市地区城镇职工基本医疗保险的集中曲线分布见图 4-5。

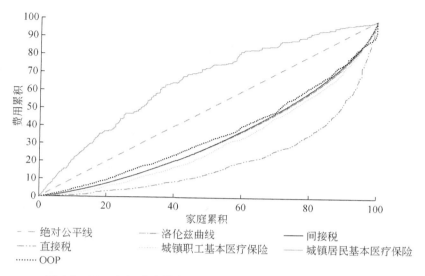

图 4-5　2018 年江苏省城市地区卫生筹资集中曲线（单位：%）

注：2016 年之后部分城镇居民基本医疗保险变更为城乡居民基本医疗保险，为方便表述，仍用城镇居民基本医疗保险统称

4）城镇居民基本医疗保险。城镇居民基本医疗保险具有较高的累退性，相对于其收入水平，低收入人群比高收入人群承担了更高比例的卫生筹资。2018 年江苏省城市地区城镇居民基本医疗保险的集中曲线分布见图 4-5。

5）OOP。从分析结果上看，低收入组和次低收入组通过 OOP 负担的政府卫生支出比重大于其可支付能力比重，其余收入组 OOP 筹资卫生支出比重均略低于其可支付能力比重。因此，江苏省城市地区利用 OOP 进行卫生筹资，相对于家庭的可支付能力而言，低收入人群承担相对较多，具有累退性。2018 年江苏省城市地区 OOP 的集中曲线分布见图 4-5。

6）总筹资。总体上，各收入组的卫生总筹资支出比重与其可支付能力比重基本一致，卫生总筹资接近等比例，卫生总筹资在不同收入组中的分布，与其可支付能力在不同收入组之间的分布基本保持一致。

（2）卫生筹资渠道的集中指数和 Kakwani 指数

从表 4-9 可以看出，除城镇居民基本医疗保险外，2018 年江苏省城市地区各种卫生筹资渠道的集中指数均为正值，说明各种卫生支出的分布绝对数额集中在高收入人群中，高收入者支付得多，低收入者支付得少。其中，直接税卫生筹资的集中指数高达 0.5834，远高于其他卫生筹资渠道的集中指数，说明高收入人群承担了绝大部分的直接税卫生筹资。城镇居民基本医疗保险集中指数为负值，说明通过城镇居民基本医疗保险进行卫生筹资的绝对数额集中在中低收入人群中，高收入人群支付得少，低收入人群支付得多。

在相对公平分析中，2018 年江苏省城市地区基尼系数为 0.3310，将各卫生筹资渠道的集中指数与基尼系数比较，分析江苏省城市地区各卫生筹资渠道的 Kakwani 指数。

1）间接税：间接税的 Kakwani 指数为 -0.0063，但统计结果未显示显著性，表明通过间接税进行卫生筹资接近等比例分布。

2）直接税：直接税的 Kakwani 指数为 0.2525，直接税呈现明显的累进性，说明相对于可支付能力而言，富裕家庭支付了更多的直接税，体现了直接税发挥着重要的社会财富再分配的调节作用。

3）城镇职工基本医疗保险：城镇职工基本医疗保险的 Kakwani 指数为 0.0438，表明2018 年江苏省城市地区通过城镇职工基本医疗保险进行筹资，降低了贫富收入组之间的收入差距。

4）城镇居民基本医疗保险：城镇居民基本医疗保险的 Kakwani 指数为−0.6361，呈现很高程度的累退性，表明 2018 年江苏省城市地区通过城镇居民基本医疗保险进行的卫生筹资，更大程度地由中低收入人群承担。

5）OOP：OOP 的 Kakwani 指数为−0.0454，统计结果未显示显著性，表明通过 OOP进行的卫生筹资接近等比例分布。

6）总筹资：总筹资 Kakwani 指数为−0.0216，但统计结果未显示显著性，分析结果表明，2018 年江苏省城市地区总体卫生筹资分布接近等比例。

2. 农村地区

（1）卫生筹资分布

在农村地区，将所有农村样本家庭按等值人均可支付能力从低到高排序，进行五分组，如表 4-10 所示，从绝对值上看，除新农合外，最富裕组的各种卫生支出所占比重均为最高，各种卫生支出都倾向于集中在富裕人群。OOP 最富裕组的卫生支出所占比重超过 55%，而直接税最富裕组的卫生支出所占比重超过 75%。下面将各组卫生支出比重与其可支付能力比重进行比较。

表 4-10　2018 年江苏省农村地区卫生筹资累进性结果　（单位：%）

收入五分组	可支付能力（人均家庭收入）	间接税	直接税	新农合	OOP	总筹资
1 组（低收入组）	6.73	6.54	0.61	21.45	6.58	9.04
2 组（次低收入组）	11.22	11.72	2.95	19.86	9.99	11.59
3 组（中等收入组）	16.35	17.34	7.73	22.40	11.90	13.78
4 组（次富裕组）	21.16	22.48	13.02	19.13	15.54	16.28
5 组（最富裕组）	44.54	41.92	75.69	17.16	55.99	49.31
小计	100.00	100.00	100.00	100.00	100.00	100.00
基尼系数/集中指数	0.3719**	0.3491**	0.7277**	−0.0376**	0.4757**	0.3888**
95%置信区间	(0.3510, 0.3928)	(0.3312, 0.3671)	(0.5375, 0.9179)	(−0.0513, −0.0239)	(0.3880, 0.5634)	(0.3209, 0.4567)
Kakwani 指数		−0.0228**	0.3558**	−0.4095**	0.1038**	0.0169
95%置信区间		(−0.0391, −0.0065)	(0.1749, 0.5367)	(−0.4348, −0.3842)	(0.0283, 0.1793)	(−0.0385, 0.0722)

**$p<0.01$。

1）间接税。最富裕组通过间接税负担的政府卫生支出比重小于其可支付能力比重，其余收入组通过间接税负担的政府卫生支出比重大于其可支付能力比重（低收入组二者比重基本持平），说明通过间接税进行卫生筹资具有累退性，该筹资渠道在一定程度上拉大了人们的收入差距。具体分析该现象：相对于可支付能力而言，低收入人群通过各种间接税筹资的卫生支出更多，间接税筹资机制在缩小贫富差距上没有发挥再分配的作用。2018年江苏省农村地区间接税的集中曲线分布见图4-6。

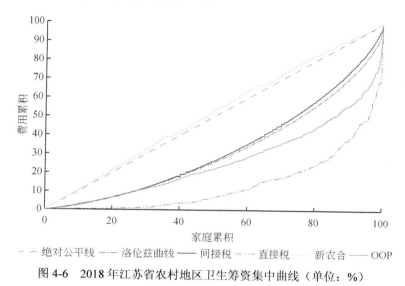

图4-6　2018年江苏省农村地区卫生筹资集中曲线（单位：%）

2）直接税。从低收入组到次富裕组，通过直接税负担的政府卫生支出比重均小于其可支付能力比重，而最富裕组通过直接税负担的政府卫生支出比重大于其可支付能力比重，反映出通过直接税进行卫生筹资具有较强的累进性。因此，通过直接税进行卫生筹资能够降低人们的收入差异。江苏省农村地区以直接税形式进行的政府卫生筹资，相对于家庭的可支付能力而言，高收入人群承担得较多，直接税在促进卫生筹资负担公平性方面具有先进性。2018年江苏省农村地区直接税的集中曲线分布见图4-6。

3）新农合。分析结果表明，各组在新农合卫生筹资负担上基本在20%这一比例上下波动，低收入组、次低收入组和中等收入组通过新农合负担的政府卫生支出比重大于其可支付能力比重，次富裕组和最富裕组通过新农合负担的政府卫生支出比重小于其对应的可支付能力，新农合筹资分布具有累退性。2018年江苏省农村地区新农合的集中曲线分布见图4-6。

4）OOP。从分析结果上看，最富裕组通过OOP负担的政府卫生支出比重大于其可支付能力比重，其余各组通过OOP负担的政府卫生支出比重小于其可支付能力比重。从结果上看，农村地区OOP筹资分布呈现累进性。2018年江苏省农村地区OOP的集中曲线分布见图4-6。

5）筹资总体情况。在农村地区中，低收入组、次低收入组和最富裕组卫生筹资总支出比重大于其可支付能力比重，而其他所有收入组的卫生筹资总支出比重均小于其可支付能力比重。总体上，2018年江苏省农村地区的卫生筹资呈现等比例分布的状态。

（2）卫生筹资渠道的集中指数和 Kakwani 指数

如表 4-10 所示，除新农合以外，2018 年江苏省农村地区各种卫生筹资渠道的集中指数均为正值，说明各种卫生支出的分布绝对数额集中在高收入人群中，高收入者支付得多，低收入人群支付得少。其中，直接税卫生筹资的集中指数高达 0.7277，说明高收入人群承担了绝大部分直接税的卫生支出。

在相对公平分析中，2018 年江苏省农村地区基尼系数为 0.3719，将各卫生筹资渠道的集中指数与基尼系数比较，分析江苏省农村地区各卫生筹资渠道的 Kakwani 指数。

1）间接税：间接税的 Kakwani 指数为-0.0228，略呈累退性。

2）直接税：直接税的 Kakwani 指数为 0.3558，具有明显的累进性，说明相对于可支付能力而言，富裕家庭支付了更多的直接税，反映了直接税发挥着重要的社会财富再分配的调节作用。

3）新农合：新农合的 Kakwani 指数为-0.4095，具有高度的累退性。

4）OOP：OOP 的 Kakwani 指数为 0.1038，分析结果显示为略累进，表明 OOP 相对更多地由富裕人群使用。

5）总筹资：总筹资的 Kakwani 指数为 0.0169，但统计结果未显示显著性，说明 2018 年江苏省农村地区总体筹资呈现等比例分布，从家庭负担的资金来说，不同收入组的卫生筹资负担比重基本一致。

（二）卫生筹资水平公平及收入再分配结果

1. 城市地区

利用 AJL 分解法，对 2018 年江苏省城市地区卫生筹资渠道进行分析（表 4-11），间接税、城镇居民基本医疗保险和 OOP 筹资渠道发生后与发生前相比较，原来的收入分配不公平程度加深；而直接税和城镇职工基本医疗保险在发生后与发生前相比较，原来的收入分配不公平得到改善；综合各类卫生支出筹资渠道，总筹资的收入再分配效应为负值，表明 2018 年江苏省城市地区的卫生筹资系统进一步拉大了贫富差距。

表 4-11　2018 年江苏省城市地区卫生筹资水平公平及收入再排序结果

项目	间接税	直接税	城镇职工基本医疗保险	城镇居民基本医疗保险	OOP	总筹资
筹资占人均家庭收入比重（g）	0.0062 664	0.007 438	0.065 123	0.005 916	0.115 949	0.200 692
垂直再分配效应（V）	-0.000 006	0.001 978	0.003 425	-0.003 777	-0.005 087	-0.003 869
水平平等效应（H）	0.000 035	0.000 106	0.001 156	0.000 076	0.003 937	0.005 222
收入再排序效应（R）	0.000 000	0.000 014	0.000 574	0.000 009	0.010 351	0.012 655
收入再分配效应（RE）	-0.000 041	0.001 857	0.001 695	-0.003 862	-0.019 375	-0.021 746
垂直再分配占比/%	14.86	106.49	202.07	97.80	26.26	17.79
水平再分配占比/%	-85.12	5.73	68.21	-1.97	-20.32	-24.01
收入再排序占比/%	0.00	0.77	33.86	-0.23	-53.42	-58.19
收入再分配占比/%	100.00	100.00	100.00	100.00	100.00	100.00

分析收入再分配的内部构成，江苏省城市地区卫生筹资总体呈现等比例分布。总筹资占人均家庭收入比重为 0.200 692，总筹资的垂直再分配占比为 17.79%，但是由于存在相同支付能力的人支付不同额度的卫生筹资负担带来的水平不公平，所以抵消了垂直公平上带来的卫生筹资再分配效果，如果相同支付能力的人承担相同额度的卫生筹资负担，那么卫生筹资的再分配效应还可以提高 24.01 个百分点，同时还可以避免由水平不公平造成的收入再排序带来的不公平，约可以再提高 58.19 个百分点。上述对全部卫生支出分析混杂了五类卫生筹资渠道的综合效果，有必要对各类筹资渠道单独进行卫生筹资再分配效应分析。

（1）间接税

2018 年，江苏省城市地区的间接税具有累退性，间接税筹资占人均家庭收入比重为 0.006 2664。低收入人群相对于高收入人群而言，承担更高比例的间接税支出，同时由于存在相同支付能力的人支付不同额度的间接税的情况，间接税总的再分配效应中，垂直再分配占比为 14.86%，水平再分配占比为 85.12%，收入再排序占比为 0.00%，表明通过间接税进行卫生筹资并未改变人群的收入排序。

（2）直接税

江苏省城市地区直接税呈现出较强的累进性。直接税筹资占人均家庭收入比重为 0.007 438，直接税的卫生筹资再分配效应中，垂直再分配效应为 0.001 978，综合考量直接税的垂直再分配效应及其筹资占人均家庭收入比重，垂直再分配占比为 106.49%，直接税的水平再分配占比和收入再排序占比的贡献比例分别为 5.73% 和 0.77%，抵消了直接税的累进效果。

（3）城镇职工基本医疗保险

城镇职工基本医疗保险的收入再分配效应为正值，说明通过城镇职工基本医疗保险进行卫生筹资缩小了贫富差距。城镇职工基本医疗保险筹资占人均家庭收入比重为 0.065 123，城镇职工基本医疗保险的卫生筹资再分配效应中，垂直再分配效应为 0.003 425，综合考量城镇职工基本医疗保险的垂直再分配效应及其筹资占人均家庭收入比重，垂直再分配占比在整个再分配效应中贡献为 202.07%，水平再分配占比为 68.21%，收入再排序占比为 33.86%，水平不公平和收入再排序减弱了城镇职工基本医疗保险的累进性，弱化了城镇职工基本医疗保险按支付能力缴费的制度安排，如果制度设计上能够同时遵照相同收入相同社会医疗保险支出，那么社会医疗保险的收入再分配效应可以提高 102.07 个百分点（包含由水平不公平造成的收入再排序带来的不公平方面的提高）。

（4）城镇居民基本医疗保险

城镇居民基本医疗保险缴费是累退的。城镇居民基本医疗保险筹资占人均家庭收入中的比重为 0.005 916，城镇居民基本医疗保险筹资再分配效应中，垂直再分配效应为 -0.003 777，综合考量城镇居民基本医疗保险的垂直再分配效应及其筹资占人均家庭收入比重，垂直再分配占比 97.80%，水平再分配占比为 1.97%，收入再排序占比为 0.23%。

（5）OOP

表 4-11 中 OOP 的收入再分配效应为 -0.019 375，表明 OOP 的使用扩大了贫富差距。OOP 筹资占人均家庭收入比重为 0.115 949，OOP 的卫生筹资再分配效应中，垂直再分配效应为 -0.005 087。综合考量 OOP 的垂直再分配效应及其筹资占人均家庭收入比重，垂直

再分配占比为 26.26%，水平再分配占比为 20.32%，收入再排序占比为 53.42%。

2. 农村地区

分析 2018 年江苏省农村地区卫生筹资渠道（表 4-12），间接税、新农合和 OOP 在发生后与发生前相比较，原来的收入分配不公平程度加深；而直接税发生后与发生前相比较，原来的收入分配不公平得到改善；综合各类卫生支出筹资渠道，全部卫生支出不能对收入再分配效果起到改善作用，反而扩大了收入分配不公平，说明 2018 年江苏省农村地区的卫生筹资机制安排对于收入再分配产生了负向作用。

分析收入再分配的内部构成，总筹资占人均家庭收入比重为 0.230 235，总筹资垂直再分配占比为 40.23%，水平再分配占比为 40.09%，收入再排序占比为 100.14%。

对各类筹资渠道单独进行卫生筹资再分配效应分析。

表 4-12　2018 年江苏省农村地区卫生筹资水平公平及收入再排序结果

项目	间接税	直接税	新农合	OOP	总筹资
筹资占人均家庭收入比重（g）	0.005 887	0.005 833	0.040 412	0.178 104	0.230 235
垂直再分配效应（V）	−0.000 104	0.002 161	−0.017 012	0.025 145	0.008 298
水平平等效应（H）	0.000 034	0.000 093	0.000 403	0.007 489	0.008 269
收入再排序效应（R）	0.000 000	0.000 001	0.000 053	0.019 535	0.020 656
收入再分配效应（RE）	−0.000 137	0.002 067	−0.017 468	−0.001 880	−0.020 628
垂直再分配占比/%	75.44	104.56	97.39	−1337.78	−40.23
水平再分配占比/%	−24.56	4.50	−2.31	−398.44	−40.09
收入再排序占比/%	0.00	0.06	−0.30	−1039.34	−100.14
收入再分配占比/%	100.00	100.00	100.00	100.00	100.00

（1）间接税

2018 年江苏省农村地区的间接税筹资分布接近等比例，间接税筹资占人均家庭收入比重为 0.005 887，间接税的垂直再分配效应是 −0.000 104。综合考量间接税的垂直再分配效应及其筹资占人均家庭收入比重，垂直再分配占比为 75.44%，但是由于存在相同收入、不同卫生筹资负担带来的水平不公平，抵消了垂直公平上带来的再分配效果，如果相同收入人群承担相同的卫生支出，那么间接税的卫生筹资再分配效应还可以提高 24.56 个百分点；收入再排序占比为 0.00%，表明通过间接税进行卫生筹资并未改变人群的收入排序。

（2）直接税

江苏省农村地区直接税呈现出较强的累进性，直接税筹资占人均家庭收入比重为 0.005 833，直接税的卫生筹资再分配效应中，垂直再分配效应为 0.002 161，综合考量直接税的垂直再分配效应及其筹资占人均家庭收入比重，垂直再分配占比为 104.56%，直接税的水平再分配占比和收入再排序占比分别为 4.50% 和 0.06%，抵消了直接税的累进效果。

（3）新农合

新农合具有较高的累退性，相对于其收入水平，低收入人群比高收入人群承担了更高比例保险筹资。新农合筹资占人均家庭收入比重为 0.040 412，新农合的卫生筹资再分配效应中，垂直再分配效应为−0.017 012，综合考量新农合的垂直再分配效应及其筹资占人均家庭收入比重，垂直再分配占比为 97.39%，水平再分配占比和收入再排序占比分别为 2.31% 和 0.30%。

（4）OOP

OOP 的收入再分配效应为负值，表明 OOP 导致人们的收入差距扩大。OOP 筹资占人均家庭收入比重为 0.178 104，OOP 的卫生筹资再分配效应中，垂直再分配效应是 0.025 145，综合考量 OOP 的垂直再分配效应及其筹资占人均家庭收入比重，垂直再分配占比为 1337.78%，水平再分配占比为 398.44%，收入再排序占比为 1039.34%。

第四节　卫生筹资再分配效应时间序列变化

进一步地，通过 2008 年、2013 年和 2018 年三个时点，分析江苏省卫生筹资再分配效应在不同年度间的变化。

（一）卫生筹资累进性结果的时间变化

1. 城市地区

2008～2018 年，江苏省城市地区的卫生筹资 Kakwani 指数变化趋势按卫生筹资渠道分别展示，见图 4-7。

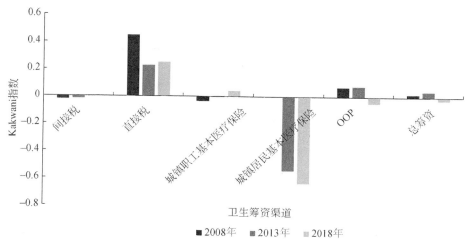

图 4-7　江苏省城市地区卫生筹资累进性结果的时间变化

（1）间接税

间接税卫生筹资公平性状况趋向好转，其 Kakwani 指数逐步升高，虽然仍然都是负数，但三者仍有区别：2008 年和 2013 年为负数且有显著性，2018 年为负数却无显著性。

（2）直接税

直接税卫生筹资公平性呈现下降趋势，Kakwani 指数从 2008 年的高于 0.4 下降到 2013 年和 2018 年的 0.2 左右，但 2018 年相对于 2013 年又有所提高。

（3）城镇职工基本医疗保险

城镇职工基本医疗保险的卫生筹资公平性呈现明显好转趋势，其 Kakwani 指数逐步升高，2008 年为负数，2013 年虽然为正数但无显著性，2018 年为正数且有显著性。

（4）城镇居民基本医疗保险

城镇居民基本医疗保险卫生筹资公平性结果不理想，其 Kakwani 指数负值很高，且呈现加剧趋势。

（5）OOP

OOP 的 Kakwani 指数在 2008 年和 2013 年为正数，2018 年为负数。

（6）总筹资

卫生总筹资的 Kakwani 指数在 2008 年和 2013 年为正数，但 2008 年结果无显著性；2018 年 Kakwani 指数下降，为负数，但结果无显著性。

2. 农村地区

2008～2018 年，江苏省农村地区的卫生筹资 Kakwani 指数变化趋势按卫生筹资渠道分别展示，见图 4-8。

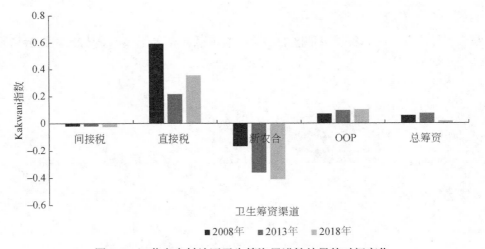

图 4-8　江苏省农村地区卫生筹资累进性结果的时间变化

（1）间接税

间接税卫生筹资公平性状况在不同年度间的 Kakwani 指数都为负数，且 2018 年相对于 2008 年和 2013 年其数值更小，卫生筹资公平性程度更差了。

（2）直接税

直接税卫生筹资公平性呈现下降趋势，Kakwani 指数从 2008 年的接近 0.6 下降到 2013 年的 0.2179，但 2018 年又提升至 0.35 以上。

（3）新农合

新农合卫生筹资公平性结果不甚理想，其 Kakwani 指数负值很高，且呈现逐年加剧的趋势。

（4）OOP

OOP 的 Kakwani 指数在不同年度均为正值，且呈现逐年上升的趋势。

（5）总筹资

卫生总筹资的 Kakwani 指数在 2008～2013 年呈现上升趋势，但在 2018 年又开始下降。

（二）卫生筹资水平不公平的时间变化

1. 城市地区

2008～2018 年，江苏省城市地区的卫生筹资水平不公平程度按卫生筹资渠道分别展示，见图 4-9。

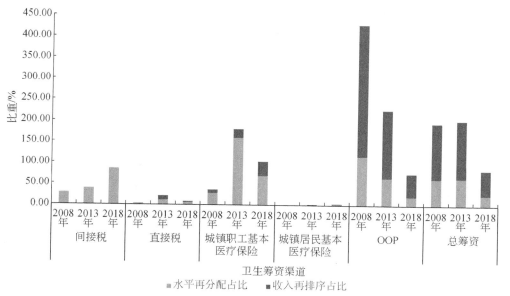

图 4-9　江苏省城市地区卫生筹资水平不公平的时间变化

（1）间接税

2008～2018 年，江苏省城市地区间接税的卫生筹资水平不公平程度是在增加的（2008 年、2013 年和 2018 年卫生筹资水平不公平程度分别为 27.82%、37.78% 和 85.12%）。

（2）直接税

2008～2018 年，江苏省城市地区直接税的卫生筹资水平不公平程度很低，且基本保持不变（2008 年、2013 年和 2018 年卫生筹资水平不公平程度分别为 3.32%、20.30% 和 6.50%）。

（3）城镇职工基本医疗保险

2008～2018 年，江苏省城市地区城镇职工基本医疗保险的卫生筹资水平不公平程度在 2008 年很低（34.49%），但至 2013 年其卫生筹资水平不公平程度增加得很快（179.13%），虽然 2018 年其卫生筹资水平不公平程度有所下降，但仍维持在较高水平（102.07%）。

（4）城镇居民基本医疗保险

2008～2018年，江苏省城市地区城镇居民基本医疗保险的卫生筹资水平不公平程度极低，在各个年度均接近于0。

（5）OOP

2008～2018年，江苏省城市地区OOP的卫生筹资水平不公平程度一直呈现下降趋势（2008年、2013年和2018年卫生筹资水平不公平程度分别为428.75%、225.78%和73.74%）。

（6）总筹资

总体上，2008～2013年，卫生系统的总筹资水平不公平程度上升；2013～2018年，卫生筹资水平不公平程度下降（2008年、2013年和2018年卫生筹资水平不公平程度分别为193.72%、200.52%和82.20%）。

2.农村地区

2008～2018年，江苏省农村地区的卫生筹资水平不公平程度按卫生筹资渠道分别展示，见图4-10。

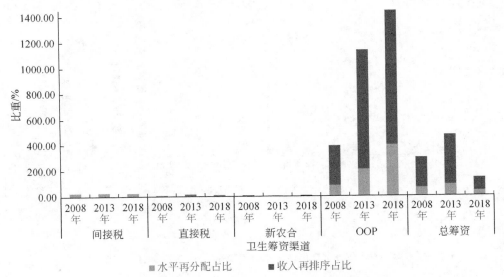

图4-10　江苏省农村地区卫生筹资水平不公平的时间变化

（1）间接税

2008～2018年，江苏省农村地区间接税的卫生筹资水平不公平程度基本保持不变（2008年、2013年和2018年卫生筹资水平不公平程度分别为26.12%、26.16%和24.56%）。

（2）直接税

2008～2018年，江苏省农村地区直接税的卫生筹资水平不公平程度很低且基本保持不变（2008年、2013年和2018年卫生筹资水平不公平程度分别为3.05%、10.47%和4.56%）。

（3）新农合

2008～2018年，江苏省农村地区新农合的卫生筹资水平不公平程度极低，在各个年度均接近于 0。

（4）OOP

江苏省农村地区 OOP 的卫生筹资水平不公平程度在 2008～2018 年一直呈现上升趋势，不公平的程度很高（2008 年、2013 年和 2018 年卫生筹资水平不公平程度分别为 390.48%、1134.41%和 1437.78%）。

（5）总筹资

总体上，2008～2013 年，江苏省农村地区总筹资水平不公平程度上升；2013～2018 年，卫生筹资水平不公平程度下降（2008 年、2013 年和 2018 年卫生筹资水平不公平程度分别为 297.24%、474.40%和 140.23%）。

第五章　江苏省全民健康覆盖实践进展

第一节　江苏省城乡居民基本医疗保险整合评价①

（一）城乡居民基本医疗保险制度的总体整合情况

截至 2017 年，虽然城镇居民基本医疗保险和新农合在经办机构层面基本整合完毕，但未落实到政策层面。根据江苏省医改监测数据中关于城乡居民基本医疗保险整合的相关信息，并对数据依据各地级市相关政策文件校核后，2015～2017 年江苏省城乡居民基本医疗保险整合及统筹情况如表 5-1 所示。

表 5-1　2015～2017 年江苏省城乡居民基本医疗保险整合及统筹情况

城市	2015 年		2016 年		2017 年	
	整合情况	统筹层次	整合情况	统筹层次	整合情况	统筹层次
南京	0	2	0	2；3	2	2；3
无锡	2	3	1	3	1	3
徐州	0	2	0	2；3	2	2；3
常州	2	3	1；2	3	1	3
苏州	1	2	1	2	1	2
南通	0	2	0	2；3	1	3
连云港	0	2	0	2；3	1	2
淮安	0	3	0	2；3	1	2
盐城	0	2	0	2；3	2	2；3
扬州	0	3	0	2；3	1	3
镇江	2	3	2	3	1	3
泰州	0	2	0	1	1	3
宿迁	0	3	0	3	1	2

注：①整合情况中各数字含义说明。0 表示城乡居民基本医疗保险未整合，1 表示由城乡居民基本医疗保险制度整合，2 表示由城乡居民基本医疗保险经办机构整合。②统筹层次中各数字含义说明。1 表示省级统筹，2 表示地市级统筹，3 表示区县级统筹。

---

① 囿于数据可得性，本节 2015 年、2017 年数据均为前三季度数据，特此说明。

2015 年，仅苏州实现城乡居民基本医疗保险。2012 年，苏州出台《市政府关于加快推进苏州市城乡养老保险和居民医保并轨的指导意见》，全面展开城乡居民基本医疗保险整合，城乡居民基本医疗保险统筹层次提高，对居民基本医疗保险采取地市级统筹。江苏省其他 12 个地级市均为城镇居民基本医疗保险制度与新农合并行。

2016 年，无锡、常州、泰州开始全面实施城乡居民基本医疗保险制度整合，常州不仅在经办机构上实现了城乡居民基本医疗保险整合，在制度上也完成了城镇居民基本医疗保险和新农合的整合；无锡和泰州在过渡期仍采用城乡居民基本医疗保险、城镇居民基本医疗保险和新农合并行的居民医保制度；镇江在经办机构上逐步实施城乡居民基本医疗保险整合。

在《江苏省政府关于整合城乡居民基本医疗保险制度的实施意见》指导下，江苏省全省部署建立统一的城乡居民基本医疗保险制度，推进全民医保体系建设。以基金池是否整合作为标准，判断三项医保的整合情况：①3 项制度整合为城镇职工基本医疗保险、城镇居民基本医疗保险、新农合共同使用 1 个基金池；②2 项制度整合为城镇居民基本医疗保险和新农合共同使用 1 个基金池，城镇职工基本医疗保险单独使用 1 个基金池；③2 项经办机构整合为城镇居民基本医疗保险与新农合管理与经办机构的整合，但各自基金池独立使用。

截止到 2017 年 9 月，江苏省各地级市在经办机构上均实现城乡居民基本医疗保险的整合，除南京、徐州、盐城仍以新农合为农村居民提供医疗保障外，无锡、常州、苏州、南通、连云港、淮安、扬州、镇江、泰州、宿迁在参保类型上均将城镇居民基本医疗保险和新农合划归为了城乡居民基本医疗保险。其中，苏州、连云港、淮安、宿迁为地市级统筹，南京、徐州和盐城介于市级统筹与区县级统筹之间，其余地级市为区县级统筹。

根据城乡居民基本医疗保险整合时间，可将江苏省城乡居民基本医疗保险划分为三种：一是以苏州为代表的成熟型城乡居民基本医疗保险，起步早且统筹层次高（地市级统筹）；二是以无锡、常州、泰州为代表的过渡型城乡居民基本医疗保险，主要为区县级统筹，且在地级市内的各个区县间存在差异，处于正在逐步完善城乡居民基本医疗保险整合的过程中；三是起步型城乡居民基本医疗保险，南京、徐州等城市在 2016~2017 年整合了经办机构，为整合城乡居民基本医疗保险奠定了基础。

（二）江苏省城乡居民基本医疗保险覆盖范围

1. 实施范围和覆盖对象

江苏省居民基本医疗保险制度的主要形式包括城乡居民基本医疗保险制度、城镇居民基本医疗保险制度和新农合制度，统筹层次为地市级统筹或区县级统筹。根据所在的地级市，居民基本医疗保险的实施范围和保障对象为具有本市户籍且不在职工医疗保险制度覆盖范围内的所有居民，包括农村居民、城镇非从业居民。此外，本市各类学校就读的在校学生（含幼儿园、托儿所幼儿）不限户籍，均可参加居民基本医疗保险。

根据各地级市的医疗保险管理办法或实施细则，对参保对象进行汇总，居民基本医疗保险的参保对象主要为：①具有本市户籍，未享受城镇职工基本医疗保险的老年居民（各地级市规定的年龄段范围不同，一般为男性年满 60 周岁，女性年满 50 周岁）；②具有本市户籍，在劳动年龄范围内（一般年满 16 周岁，男性 60 周岁以下，女性 50 周岁以下），无固定职业、无稳定收入、无社会医疗保险的居民；③在劳动年龄范围内参加城镇职工基本医疗保险确有困难的失业人员；④在本市就读的学生（包括幼儿园、小学、初中、高中、职高、特殊学校）及婴幼儿；⑤在本市各类高等院校中接受普通高等学历教育的全日制本科学生和非在职研究生、高职高专学生、技校与职校的大专段学生（简称大学生）；⑥具有本市户籍，在劳动年龄范围内，持有《中华人民共和国残疾人证》，并已完全丧失或大部分丧失劳动能力的残疾人员（简称重症残疾人）；⑦具有本市户籍，未参加城镇职工基本医疗保险或其他保险的农民。

2. 城乡居民基本医疗保险参保情况

根据江苏省医改监测数据，江苏省城乡居民基本医疗保险的参保率等于本期居民医保实际参保人数除以本期居民医保应参保人数，其参保率如表 5-2 所示。2015 年，江苏省全省居民基本医疗保险参保率为 99.12%，2015～2016 年其参保率呈现高水平、稳定且略有增长的状态。无锡、常州、镇江居民基本医疗保险在 2015～2017 年连续三年参保率为 100%，实现了居民基本医疗保险的全面覆盖。

表 5-2　2015～2017 年江苏省城乡居民基本医疗保险参保率　（单位：%）

年份	全省居民基本医疗保险	城乡居民基本医疗保险	城镇居民基本医疗保险	新农合
2015	99.12	100.00	97.83	99.54
2016	99.63	99.21	99.07	99.86
2017	99.41	99.67	99.35	98.77

苏州对城乡居民基本医疗保险的探索较早，江苏省内仅苏州在 2015 年实施城乡居民基本医疗保险，参保率为 99%且呈现稳定趋势。江苏省 2015 年城镇居民基本医疗保险和新农合的参保率分别为 97.83%和 99.54%，无锡、常州、连云港、镇江、泰州城镇居民基本医疗保险参保率达到 100%，南京、无锡、常州、南通、盐城、镇江、泰州新农合参保率为 100%。

2016 年，无锡、常州、泰州三个地级市城镇居民基本医疗保险和新农合逐步并轨，无锡、泰州在过渡阶段采用城乡居民基本医疗保险、城镇居民基本医疗保险、新农合三种制度并行的方式，其中无锡在并轨期间三种保险的参保率均为 100%，泰州稳定在 98%左右，常州直接全部过渡到城乡居民基本医疗保险，参保率为 100%。2016 年，江苏省全省居民基本医疗保险参保率为 99.63%，城乡居民基本医疗保险、城镇居民基本医疗保险和新农合参保率分别为 99.21%、99.07%、99.86%。

截止到 2017 年，南京、徐州、盐城仍然采取城镇居民基本医疗保险和新农合并行的方式，江苏省城镇居民基本医疗保险和新农合的参保率分别为 99.35%和 98.77%。无锡、常州、苏州、南通、连云港、淮安、扬州、镇江、泰州、宿迁均采用城乡居民基本医疗保险，参保率分别为 100%、100%、99%、100%、99.97%、99.5%、100%、100%、98.23%、100%，江苏省城乡居民基本医疗保险参保率为 99.67%。无锡、常州、镇江在整合城乡居民基本医疗保险过程中 2015～2017 年参保率均为 100%，已经全面覆盖了区域内的居民。2017 年各地级市城乡居民基本医疗保险参保率如图 5-1 所示。

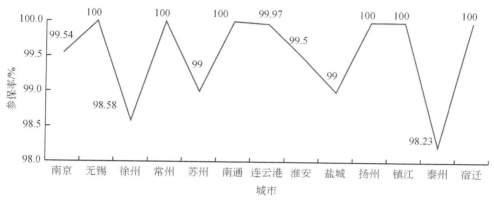

图 5-1 2017 年江苏省城乡居民基本医疗保险参保率

（三）江苏省城乡居民基本医疗保险筹资标准

筹资标准指中央和地方各级财政每年对每个城镇（城乡）医保统筹地区参保居民的实际补助基金标准及个人每年所需缴纳的费用。如参保居民（成人）和参保学生筹资标准不同，其计算公式为［本期城镇（城乡）居民筹资标准×参保居民人数+本期学生筹资标准×参保学生数］/（本期参保居民数+本期参保学生数）。

新农合筹资标准定义相似，采用相同的计算方法。采用政府筹资占比表示各级政府对医保政策的支持。同时，个人筹资占比和个人筹资占人均可支配收入的比例说明医保付费对个人负担的影响。

$$本期个人筹资=本期人均筹资标准-本期政府补助 \quad (5-1)$$
$$本期个人筹资占总筹资比例(\%)=本期个人筹资/本期人均筹资标准 \quad (5-2)$$
$$本期个人筹资占人均可支配收入比例(\%)=本期个人本期个人筹资均可支配收入 \quad (5-3)$$

根据医改监测数据，按照居民医保险种进行分类汇总。2015 年，仅有苏州实施城乡居民基本医疗保险，筹资标准为 908.0 元，其中政府筹资为 400.0 元，政府筹资占总筹资的44.05%，个人筹资占比为 55.95%；城镇居民基本医疗保险筹资标准为 548.9 元，政府筹资为 394.8 元，政府筹资占比为 71.92%，个人筹资占比为 28.07%；新农合个人筹资占比最低，为 22.23%（表 5-3）。

表 5-3 2015～2017 年江苏省城乡居民基本医疗保险筹资情况

卫生筹资渠道	2015 年			2016 年			2017 年		
	筹资标准/元	政府筹资/元	个人筹资占比/%	筹资标准/元	政府筹资/元	个人筹资占比/%	筹资标准/元	政府筹资/元	个人筹资占比/%
城乡居民基本医疗保险	908.0	400.0	55.95	748.3	442.8	40.83	688.9	493.0	28.44
城镇居民基本医疗保险	548.9	394.8	28.07	563.2	414.9	26.33	629.7	473.5	24.81
新农合	548.8	426.8	22.23	618.0	474.2	23.27	730.7	547.7	25.05

2016 年，无锡、常州、泰州整合城乡居民基本医疗保险，常州实现了城乡居民基本医疗保险的整合，总筹资为 700 元，个人筹资为 450 元，占比为 35.71%。在城乡居民基本医疗保险过渡阶段，无锡城乡居民基本医疗保险、城镇居民基本医疗保险、新农合的个人筹资占比分别为 46.98%、37.50%、22.50%；泰州这三类居民基本医疗保险的个人筹资占比分别为 23.42%、37.04%、22.02%。2016 年，江苏省城镇居民基本医疗保险筹资标准为 563.2元，政府筹资为 414.9 元，个人筹资占比为 26.33%；新农合总筹资为 618.0 元，政府筹资为 474.2 元，个人筹资占比为 23.27%。

2017 年，江苏省城乡居民基本医疗保险筹资标准为 688.9 元，政府筹资为 493 元，个人筹资占比为 28.44%。南京、徐州、盐城三地城镇居民基本医疗保险平均筹资为 629.7 元，政府筹资为 473.5 元，个人筹资占比为 24.81%；新农合平均筹资为 730.7 元，政府筹资为 547.7 元，个人筹资占比为 25.05%。

如图 5-2 所示，2015 年江苏省城乡居民基本医疗保险个人筹资占总筹资的比例为 55.95%，到 2016 年下降至 40.83%，到 2017 年仅为 28.44%，城镇居民基本医疗保险个人筹资占比较为稳定，2015～2017 年三年度分别为 28.07%、26.33%、24.81%。新农合个人筹资比例略有上浮，从 2015 年 22.23% 上升至 25.05%。2015～2017 年江苏省居民基本医疗保险（包括城乡居民基本医疗保险、城镇居民基本医疗保险和新农合）个人筹资占比分别为 25.12%、30.97%、26.12%。

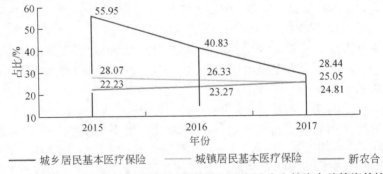

图 5-2　2015～2017 年江苏省城乡居民基本医疗保险个人筹资占总筹资的比例

2017 年，政府对城乡居民基本医疗保险的改革目标为城乡居民基本医疗保险人均政府补助标准提高到 450 元，如图 5-3 所示，截止到 2017 年，在整合城乡居民基本医疗保险的城市中，政府筹资均在 450 元以上，苏州、连云港、宿迁三市政府筹资比例分别为 75.83%、79.53%、75.81%，均达到 75% 以上，相对较低的常州、扬州也均在 65% 左右。

（四）江苏省城乡居民基本医疗保险保障待遇[①]

1. 医保管理办法规定的补偿情况

对江苏省各地级市城乡居民基本医疗保险、城镇居民基本医疗保险和新农合管理办法

---

① 本部分 2015 年和 2017 年均截至当年前三季度。

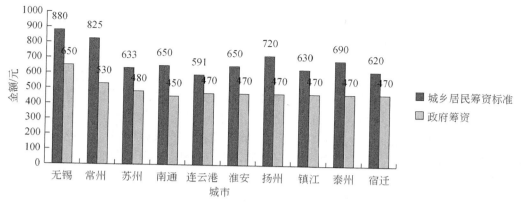

图 5-3　2017 年江苏省城乡居民基本医疗保险筹资标准与政府筹资情况

或实施细则进行归纳，政策方面的补偿分为三类：门诊费用补偿、住院费用补偿和五类门诊特定项目费用补偿（一般包括重症尿毒症透析、恶性肿瘤放化疗、再生障碍性贫血、器官移植抗排异的药物治疗、重症精神病）。其中，部分地级市对慢性病进行管理，提高慢性病门诊患者的费用补偿。政策方面的补偿主要体现在门诊或住院费用起付线、报销比例及封顶线的设计与调整。

（1）成熟型城乡居民基本医疗保险的保障待遇

根据江苏省城乡居民基本医疗保险模式划分，以苏州为代表的城乡居民基本医疗保险，起步较早、统筹层次较高，自 2012 年以来即全面整合。苏州参保居民在基层、县（区）、市级以上定点医疗机构住院起付线分别为 400 元、600 元、800 元。超过起付线部分，居民医保基金按 60%的比例结付；2 万元以上至 4 万元（含 4 万元）的部分，居民医保基金按 70%的比例结付；4 万元以上至 10 万元（含 10 万元）以内的部分，居民医保基金按 80%的比例结付。2016 年，苏州对城乡居民基本医疗保险进一步修订，体现在降低起付线、提高报销比例和封顶线方面：基层、县（区）、市级以上定点医疗机构住院起付线分别调整至 200 元、400 元、600 元，二次住院起付线为 100 元，4 万元以内报销比例为 75%，4 万元以上至 10 万元（含 10 万元）按 80%结付，10 万元以上到 20 万元（含 20 万元）按 90%结付。门诊报销比例在签约的基层医疗卫生机构为 60%，非签约为 40%；区县级医院、专科医院为 40%，市级以上医院为 35%，封顶线为 1000 元。五类门诊特定项目发生的政策范围内医疗费用居民医保基金支付比例为 90%。

（2）过渡型城乡居民基本医疗保险的保障待遇

无锡、常州、泰州为实施过渡型城乡居民基本医疗保险的代表性城市。2016 年在无锡辖区范围内实现了城乡居民基本医疗保险整合。2015～2016 年，宜兴、江阴随之展开城乡居民基本医疗保险整合。无锡在 2013 年对原二级、三级医疗机构支付比例由 65%分别调整为 75%、65%，封顶线由 17 万元调整为 20 万元。门诊报销待遇方面，社区医疗机构为 50%，市内外医院统一为 40%，门诊最高支付限额为 1000 元，为年度可使用限额，不设置 12 种慢性疾病待遇。住院及门诊报销比例未办理转诊手续为办理转诊手续的 50%，以此助推分级诊疗制度。对七种门诊特殊病种进行门诊治疗时，政策范围内报销比例为 90%。常州、泰州在整合居民医保的过程中，对门诊、住院也提高了待遇范围和待遇水平。

（3）起步型城乡居民基本医疗保险的保障待遇

截止到 2017 年，南京、徐州、盐城在制度上未完成整合。以淮安为例，城镇参保居民起付线在一、二、三级医疗机构首次住院的起付标准分别调整为 200 元、350 元、500 元；同一年度内再次及多次住院的，按所住医院起付标准依次递减 50 元，但不得低于 150 元。其新农合住院起付线：乡镇医院 300 元、区县级医院 600 元、市级医院 900 元、市外医院 1200 元。报销比例均采用分段支付，城镇居民报销比例高于农村居民，在各级医疗机构报销比例高出 10%左右。城镇居民基本医疗保险和新农合住院封顶线均提高，城镇居民基本医疗保险从 2012 年的 18 万元提高至 2017 年的 20 万元，新农合提高至 22 万元。门诊待遇均不设起付线，新农合参保居民在村卫生室的报销比例为 50%，在乡镇卫生院报销比例为 45%，城镇居民基本医疗保险报销比例均为 50%，新农合封顶线在不同级别医疗机构中为 300~600 元，城镇居民基本医疗保险封顶线统一为 300 元。

通过对江苏省 13 个地级市的城乡居民基本医疗保险、城镇居民基本医疗保险和新农合管理办法或实施准则的回顾，保障待遇、保障水平、保障范围，以及所有级别医疗机构的门诊和住院起付线、报销比例和封顶线均得到改善。门诊特定疾病项目报销费用不计入门诊最高限额，基金支付比例在 90%左右。随着分级诊疗制度的深化、信息化程度的提高，市内转诊、市外就诊等异地就医的医保报销政策也在不断完善。

2. 江苏省三类居民医保的实际补偿情况

（1）住院费用补偿情况

住院费用补偿是居民医保政策在补偿待遇方面的重要组成部分。根据江苏省医改监测数据规定，医保住院费用指本期本地参保居民因病住院发生的总费用，包括获得住院补偿和未获得住院补偿的参保居民住院费用；政策范围内住院费用则是本期本地获得住院补偿的参保居民住院总费用。住院统筹基金支付指本期本地参保居民因病住院获得的补偿金额，即统筹基金支付住院费用，包括因统筹基金超支而使用的上年结转。根据医保报销政策，政策范围内报销费用指高于起付线、在医保报销目录内且未超出封顶线的费用，按报销比例进行报销，反之则是个人自费；政策范围内仍需个人承担的一部分为个人自付，剩余由医保统筹基金支付。由此得

住院费用政策报销比例(%)=政策范围内住院费用/参保居民住院费用　　　（5-4）

住院费用实际报销比例(%)=统筹基金支付费用/参保居民住院费用　　　（5-5）

江苏省城乡居民基本医疗保险参保居民的住院费用及其报销情况如图 5-4 所示。三类居民保险在 2015 年、2016 年的参保居民住院费用分别为 254.3 亿元、400.6 亿元，2017 年，参保居民住院费用为 359.5 亿元，参保居民住院费用年平均增长速度为 18.90%。2015 年、2016 年、2017 年，江苏省参保居民政策范围内住院费用分别为 197.6 亿元、314.1 亿元、294.4 亿元，年平均增长速度为 22.06%，2015 年、2016 年、2017 年，支付比例分别为 77.71%、78.42%、81.90%，其中统筹基金支付费用为 142.5 亿元、225.8 亿元、185.6 亿元，年平均增长速度为 14.13%，支付比例分别为 56.03%、56.37%、51.63%。参保居民的住院费用年平均增长速度（18.90%）小于政策范围内住院费用年平均增长速度（22.06%）和大于统筹

基金支付费用年平均增长速度（14.13%）。

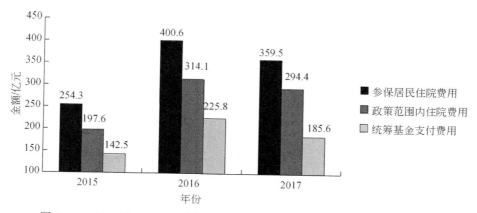

图 5-4　2015～2017 年江苏省城乡居民基本医疗保险参保居民住院费用情况

　　2015～2017 年，江苏省 13 个地级市在经办机构和制度上整合了城乡居民基本医疗保险，因各城市进度不一，单纯比较江苏省城乡居民基本医疗保险、城镇居民基本医疗保险、新农合的住院费用、政策范围内住院费用和统筹基金支付费用意义不大，而以住院费用政策报销比例和住院费用实际报销比例计算更具意义。根据图 5-5，2015～2017 年，江苏省居民基本医疗保险住院费用政策报销比例逐年平稳上升，由 77.71%到 2016 年的 78.42%，2017 年为 81.90%。2015~2016 年，城乡居民基本医疗保险由 83.61%下降至 75.77%，2017 年回升至 78.52%，城镇居民基本医疗保险在 2015 年为 83.98%，2016 年上升至 86.10%，2017 年为 88.89%。新农合政策费用占比在 2016～2017 年迅速上升，由 76.91%到 87.12%。

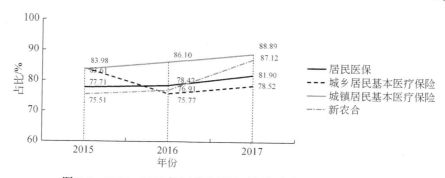

图 5-5　2015～2017 年江苏省居民医保住院费用政策报销比例

　　2015～2017 年江苏省居民基本医疗保险住院费用实际报销比例如图 5-6 所示，分别为 56.03%、56.37%、51.63%，其中城乡居民基本医疗保险实际报销比例下降最大，由 2015 年的 63.45%下降至 2016 年的 56.19%，再下降至 2017 年的 51.67%。城镇居民基本医疗保险和新农合总体实际报销比例变化轨迹呈倒 U 形，在 2016 年城镇居民基本医疗保险和新农合实际报销比例的峰值分别为 60.42%和 55.27%。2015 年，仅有苏州实施城乡居民基本医疗保险，实际报销比例为 63.45%，2017 年江苏省 9 个地级市进行制度整合后，实际报销比例为 51.67%。2015 年，实施城镇居民基本医疗保险和新农合并行的地级市共有 12 个，城镇居民基本医疗保险实际报销比例为 60.69%，新农合为 54.25%，2017 年仅有三个地级市未整合，其城镇居民基本医疗保险、新农合实际报销比例为 53.87%、50.96%。

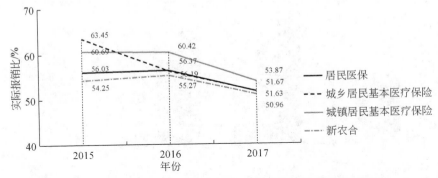

图 5-6　2015～2017 年江苏省居民医保住院费用实际报销比例

　　整合城乡居民基本医疗保险对居民住院的保障待遇，以成熟型城乡居民基本医疗保险、过渡型城乡居民基本医疗保险、起步型城乡居民基本医疗保险三种医保模式的动态变化为例，说明江苏省城乡居民基本医疗保险在整合过程中保障水平的动态变化。各地级市在人口、经济等方面存在差异，以绝对数额衡量变化与进行地域比较意义不明显，通过政策报销比例和实际报销比例的指标分析城乡居民基本医疗保险整合过程中的保障水平更具有说明性。

　　以苏州为代表的成熟型城乡居民基本医疗保险，住院费用、政策支付费用、统筹基金支付费用均表现为增长趋势，年平均增长速度分别为 15.6%、12.7%、11.9%。政策范围内支付费用和统筹基金支付费用的年平均增长速度明显小于住院费用的增长速度。2015～2017 年，成熟型城乡居民基本医疗保险住院费用报销比例如表 5-4 所示，2015～2016 年政策报销比例和实际报销比例略有下降，政策报销比例从 83.98%下降至 82.79%，实际报销比例从 63.45%下降至 62.60%。

表 5-4　2015～2017 年成熟型城乡居民基本医疗保险住院费用报销比例　　（单位：%）

地市	2015 年		2016 年		2017 年	
	政策报销比例	实际报销比例	政策报销比例	实际报销比例	政策报销比例	实际报销比例
苏州	83.98	63.45	82.79	62.60	79.89	59.45

　　2015～2017 年，无锡、常州、泰州以市辖区为中心，向各区县开展城乡居民基本医疗保险整合辐射。2015～2017 年过渡型城乡居民基本医疗保险住院费用政策报销比例见表 5-5，无锡和泰州在整合城乡居民基本医疗保险过程中，以城乡居民基本医疗保险、城镇居民基本医疗保险、新农合三种医保制度并行为过渡，政策报销比例均表现为下降，2016 年两市城镇居民基本医疗保险政策报销比例达到峰值，无锡为 87.76%，泰州为 84.57%。新农合政策报销比例均有所上升，无锡从 2015 年的 71.73%增长到 2016 年的 76.35%，整合后 2017 年城乡居民基本医疗保险政策报销比例为 78.76%；泰州新农合政策报销比例在整合前后较为稳定。常州在城乡居民基本医疗保险整合过程中，直接由城镇居民基本医疗保

险和新农合并行过渡到城乡居民基本医疗保险，2015 年城镇居民基本医疗保险、新农合政策报销比例分别为 81.61%、53.55%，2016 年整合后城乡居民基本医疗保险政策报销比例为 76.43%，2017 年上升速度较快，为 83.82%。

表 5-5 2015～2017 年过渡型城乡居民基本医疗保险住院费用政策报销比例 （单位：%）

| 地市 | 2015 年 | | 2016 年 | | | 2017 年 |
	城镇居民基本医疗保险	新农合	城乡居民基本医疗保险	城镇居民基本医疗保险	新农合	城乡居民基本医疗保险
无锡	85.27	71.73	79.21	87.76	76.35	78.76
常州	81.61	53.55	76.43	—		83.82
泰州	76.01	70.72	67.83	84.57	72.00	70.71

表 5-6 显示，常州市通过整合城乡居民基本医疗保险，有效提高了住院费用实际报销比例。在居民住院费用逐年增长时，保障水平随之增长，且对于新农合参保居民而言，实际报销比例从 2015 年的 43.49% 提高到了 2016 年整合后城乡居民基本医疗保险的 59.45%，截止到 2017 年为 59.39%。无锡和泰州实际报销比例变化趋势与政策报销比例变化趋势较为一致，通过城乡居民基本医疗保险整合，实际报销比例没有得到提高。

表 5-6 2015～2017 年过渡型城乡居民基本医疗保险住院费用实际报销比例 （单位：%）

| 地市 | 2015 年 | | 2016 年 | | | 2017 年 |
	城镇居民基本医疗保险	新农合	城乡居民基本医疗保险	城镇居民基本医疗保险	新农合	城乡居民基本医疗保险
无锡	63.81	54.83	55.55	53.64	50.43	53.35
常州	58.70	43.49	59.45	—	—	59.39
泰州	54.83	48.46	49.42	61.05	65.30	45.16

表 5-7 显示，南京、徐州、盐城在居民医保上仍采用新农合和城镇居民基本医疗保险制度并行的方式。2015～2017 年，南京新农合住院费用政策报销比例从 75.29% 提升至 81.69%；徐州提升最为明显，2017 年达 94.66%；盐城稳定在 80% 左右。2017 年，南京、徐州、盐城城镇居民基本医疗保险住院费用政策报销比例总体较高，达到 87% 以上。其中，南京在 2017 年达到了 91.85%，远高于新农合政策报销比例 81.69%。总体来说，城镇居民基本医疗保险和新农合住院费用政策报销比例都在提高，但新农合的政策报销比例仍低于城镇居民基本医疗保险的政策报销比例。

表 5-7 2015～2017 年起步型城乡居民基本医疗保险住院费用政策报销比例 （单位：%）

| 地市 | 2015 年 | | 2016 年 | | 2017 年 | |
	城镇居民基本医疗保险	新农合	城镇居民基本医疗保险	新农合	城镇居民基本医疗保险	新农合
南京	81.94	75.29	92.97	74.05	91.85	81.69
徐州	89.24	75.92	89.33	77.34	87.89	94.66
盐城	87.51	81.01	88.89	80.99	87.47	80.20

表 5-8 显示，未整合的新农合和城镇居民基本医疗保险在 2017 年表现为住院费用实际报销比例下降，且下降趋势较为明显，与住院费用政策报销比例变化趋势较为不同。2015～2017 年南京城镇居民基本医疗保险住院费用实际报销比例由 61.21% 下降至 47.59%，而新农合由 55.14% 下降至 42.64%。住院费用实际报销比例在城乡上表现为城乡差异较大，城镇居民基本医疗保险参保居民通过统筹基金获得门诊费用的补偿高于农村居民，如南京市 2016 年城镇居民基本医疗保险住院费用实际报销比例高于新农合约 14 个百分点。

表 5-8　2015～2017 年起步型城乡居民基本医疗保险住院费用实际报销比例　（单位：%）

地市	2015 年		2016 年		2017 年	
	城镇居民基本医疗保险	新农合	城镇居民基本医疗保险	新农合	城镇居民基本医疗保险	新农合
南京	61.21	55.14	69.81	55.55	47.59	42.64
徐州	63.33	60.21	64.12	56.56	62.35	54.72
盐城	62.75	54.15	70.03	55.41	44.54	50.07

（2）门诊费用补偿情况

门诊统筹是基本医疗保险参保人享受医疗保险待遇的形式之一，即把门诊费用纳入统筹基金报销范围，由基本医疗保险统筹基金和个人共同负担门诊费用。居民门诊统筹是指居民医保参保人在基层医疗机构发生的普通门诊医疗费用给予报销的制度。根据江苏省医改数据统计口径，门诊统筹参保费用指本地参加医保人员的门诊总费用，包括获得门诊补偿和未获得门诊补偿的参保人门诊费用。门诊统筹基金支付是指本期本地参加医保人员门诊费用获得的补偿金额，即统筹基金支付门诊费用，包括因统筹基金超支而使用的上年结转。由此，门诊费用实际报销比例为统筹基金支付费用除以门诊统筹参保费用。

江苏省城乡居民基本医疗保险门诊统筹参保费用及其报销情况，如图 5-7 所示。三类居民保险在 2015～2017 年，门诊统筹参保费用分别为 63.3 亿元、99.8 亿元、82.6 亿元。统筹基金支付费用在 2015～2017 年分别为 24.4 亿元、38.3 亿元和 29.8 亿元。

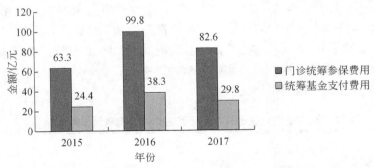

图 5-7　2015～2017 年江苏省城乡居民基本医疗保险门诊统筹参保费用及报销情况

图 5-8 显示，江苏省城乡居民基本医疗保险门诊统筹基金支付费用年平均增长速度小于门诊统筹参保费用，因而导致门诊费用实际报销比例存在下降趋势，居民医保由 38.60%

逐步下降至 2017 年的 36.04%；城镇居民基本医疗保险门诊实际报销比例的变化趋势与居民医保总体变化趋势一致，从 2015 年的 34.68%下降至 2017 年的 30.72%。新农合在三类保险中门诊实际报销比例最高，在 2016 年达到峰值，为 43.34%。与之相反，城乡居民基本医疗保险在 2016 年实际报销比例最低，仅为 26.93%，到 2017 年上升为 33.57%。

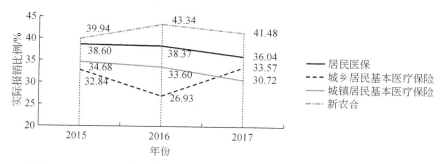

图 5-8 2015～2017 年江苏省城乡居民基本医疗保险门诊费用实际报销比例

以苏州为代表的成熟型城乡居民基本医疗保险，其门诊统筹参保费用、统筹基金支付费用均增长，2015～2017 年年平均增长速度分别为 18.8%、14.7%。统筹基金支付费用的年平均增长速度明显小于门诊统筹参保费用的增长速度。2015～2017 年，成熟型城乡居民基本医疗保险门诊费用实际报销比例如表 5-9 所示，2015～2017 年实际报销比例略有波动，但稳定在 30%左右，其中 2015 年实际报销比例最高，为 32.84%，2016 年实际报销比例较低，仅为 28.2%，到 2017 年略有回升，为 30.62%。

表 5-9 2015～2017 年成熟型城乡居民基本医疗保险门诊费用实际报销比例 （单位：%）

地市	2015 年	2016 年	2017 年
苏州	32.84	28.20	30.62

表 5-10 显示，常州通过整合城乡居民基本医疗保险，有效提高了门诊费用实际报销比例，在居民门诊费用逐年增长时，保障水平随之增长。对于新农合参保人而言，其门诊费用实际报销比例从 2015 年的 19.34%提高到 2017 年的 26.70%；对于城镇居民参保人而言，其门诊费用实际报销比例从 19.16%提高到 26.70%。无锡城乡居民基本医疗保险整合过程中，对于城镇居民参保人而言，其实际报销比例从 37.18%提升到 40.96%，而新农合参保人的门诊实际报销比例略有下降。泰州城镇居民基本医疗保险和新农合门诊费用实际报销比例均呈现倒 U 形，通过城乡居民基本医疗保险整合，实际报销比例没有得到明显提升。

表 5-10 2015～2017 年过渡型城乡居民基本医疗保险门诊费用实际报销比例 （单位：%）

地市	2015 年		2016 年			2017 年
	城镇居民基本医疗保险	新农合	城乡居民基本医疗保险	城镇居民基本医疗保险	新农合	城乡居民基本医疗保险
无锡	37.18	49.99	32.65	35.41	40.92	40.96
常州	19.16	19.34	26.67	—	—	26.70
泰州	34.51	31.09	17.00	58.21	60.00	32.45

根据表 5-11，未整合的新农合和城镇居民基本医疗保险在 2015～2017 年表现为城镇居民基本医疗保险门诊费用实际报销比例下降。其中，南京城镇居民基本医疗保险门诊费用实际报销比例由 25.42% 下降至 25.01%，徐州则从 42.26% 下降至 33.47%，盐城从 43.10% 下降至 39.59%。南京不仅城镇居民基本医疗保险实际报销比例下降，其新农合在门诊报销方面也表现为下降趋势；徐州、盐城新农合在门诊报销方面运行良好，门诊费用实际报销比例均表现为总体上升。门诊费用实际报销比例表现为城乡差异较大，新农合参保居民通过统筹基金获得门诊费用补偿高于城镇居民基本医疗保险参保居民，如徐州新农合参保居民 2017 年实际报销比例高于城镇居民基本医疗保险约 19 个百分点。

表 5-11　2015～2017 年起步型城乡居民基本医疗保险门诊费用实际报销比例　（单位：%）

地市	2015 年		2016 年		2017 年	
	城镇居民基本医疗保险	新农合	城镇居民基本医疗保险	新农合	城镇居民基本医疗保险	新农合
南京	25.42	31.60	24.05	31.41	25.01	27.91
徐州	42.26	48.31	34.31	51.04	33.47	52.64
盐城	43.10	38.42	45.76	40.51	39.59	39.12

（五）江苏省城乡居民基本医疗保险基金管理情况[①]

1. 基金收入情况

根据医改监测数据，2015 年，城乡居民基本医疗保险基金收入为 339.3 亿元，其中城乡居民基本医疗保险为 22.3 亿元，城镇居民基本医疗保险为 65.8 亿元，新农合为 251.2 亿元。2016 年，城乡居民基本医疗保险为 69.8 亿元，城镇居民基本医疗保险为 49.7 亿元，新农合为 210.5 亿元，共计 330.0 亿元。2017 年，城乡居民基本医疗保险基金收入为 306.1 亿元，其中城乡居民基本医疗保险为 192.6 亿元，城镇居民基本医疗保险为 23.0 亿元，新农合为 90.5 亿元。此三类居民医保基金收入发生变化的主要原因为城乡居民基本医疗保险整合，各地级市之间有差距，随着医保制度的融合和基金池融合，城镇居民基本医疗保险基金收入和新农合基金并轨为城乡居民基本医疗保险基金。

2. 患者流动和基金支出情况

（1）患者流动情况

因整合过程中制度、经办机构全面融合，导致统计口径不一，患者流向较为复杂。本研究以城乡居民基本医疗保险为例，说明参保患者流动情况。2015～2017 年江苏省城乡居民基本医疗保险参保患者在一级、二级和三级医疗机构的流向如图 5-9 和图 5-10 所示。

---

① 本部分 2015 年和 2017 年均截至当年前三季度。

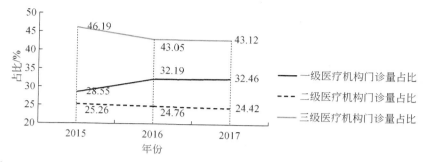

图 5-9　2015～2017 年江苏省城乡居民基本医疗保险参保门诊患者各级医疗机构占比

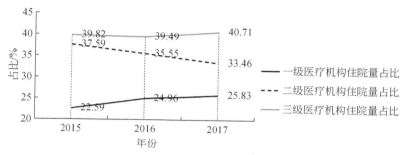

图 5-10　2015～2017 年江苏省城乡居民基本医疗保险参保住院患者各级医疗机构占比

　　根据图 5-9，2015 年一级、二级、三级医疗机构的城乡居民基本医疗保险门诊参保患者占城乡居民基本医疗保险参保患者总门诊量的比例分别为 28.55%、25.26% 和 46.19%，三级医疗机构占比最高，二级医疗机构占比最低。从趋势上看，2015 年至 2017 年，二级、三级医疗机构门诊量占比略有下降，三级医疗机构下降得较为明显，从 46.19% 下降到 43.12%，二级医疗机构从 25.26% 下降至 24.42%。一级医疗机构参保患者门诊量占比从 28.55% 上升至 32.46%。然而，截至 2017 年，三级医疗机构的城乡居民基本医疗保险门诊参保患者占城乡居民基本医疗保险参保患者总门诊量的比例仍然大于一级和二级医疗机构。

　　图 5-10 显示，2015 年一级、二级、三级医疗机构的城乡居民基本医疗保险参保住院患者占城乡居民基本医疗保险参保住院患者总住院量的比例分别为 22.59%、37.59% 和 39.82%。从趋势上看，2015 年至 2017 年，一级和三级医疗机构参保患者住院量占比略有上升，其中一级医疗机构较为明显，从 22.59% 上升到 25.83%，三级医疗机构从 39.82% 上升至 40.71%。二级医疗机构参保患者住院量占比从 37.59% 下降至 33.46%。截至 2017 年，三级医疗机构参保患者住院量占比仍然大于一级和二级医疗机构。住院患者流向与门诊患者流向较为一致。

　　（2）基金支出情况

　　城乡居民基本医疗保险基金支出指按照国家政策规定的开支范围和开支标准，从社会统筹基金中支付给参保患者的医保待遇支出、医疗费用支出、其他支出。

　　城乡居民基本医疗保险基金未整合时包括了城镇居民基本医疗保险和新农合两部分。将三种基金作为一个整体，分析整合前后的基金流向。图 5-11 显示，随着城乡居民基本医疗保险整合的深入，向三级医疗机构支付的基金比例明显上升，其从 2015 年度的 39.85%上升至 2016 年度的 41.03%，至 2017 年度达到 54.35%。向二级医疗机构基金支付占比下降明显，从 38.29%下降至 27.52%。一级医疗机构的基金支付占比下降较小，2015 年为 21.86%，2016 年为 22.67%，2017 年为 18.13%。

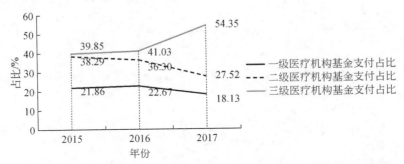

图 5-11 2015～2017 年城乡居民基本医疗保险基金支付各级医疗机构占比

城乡居民基本医疗保险基金的流动方向呈现三级医疗机构基金支付占比增大，一级医疗机构基金支付占比降低，二级医疗机构基金支付占比则明显下降，其原因可能是基层报销比例较高，而二级医疗机构与一级医疗机构相比，实际报销比例低。与三级医疗机构相比，二级医疗机构基金支付封顶线较低且大病、疑难病治疗能力不足，患者选择意愿低，产生的医保基金支付较少。

（3）基金结余情况

城乡居民基本医疗保险基金结余为城乡居民基本医疗保险基金收入与支出的差值，一般以城乡居民基本医疗保险基金结余率作为评价城乡居民基本医疗保险基金风险的指标：

$$城乡居民基本医疗保险基金结余率 = \frac{城乡居民基本医疗保险基金结余}{城乡居民基本医疗保险基金收入} \qquad (5\text{-}6)$$

2015 年后城镇居民基本医疗保险和新农合在全省范围内实现合并，以此监测城乡居民基本医疗保险整合前后基金风险情况。2015 年、2016 年、2017 年城乡居民基本医疗保险基金结余率分别为 4.31%、6.78%、16.11%，结余率在城乡居民基本医疗保险整合过程中逐年上升（当期基金结余率应保持在 10%以上）。

通过城乡居民基本医疗保险基金结余率，监测江苏省 13 个地级市在 2015～2017 年城乡居民基本医疗保险整合过程中基本医疗保险基金风险情况，结果如表 5-12 所示。南京、无锡、南通、连云港、淮安、扬州、泰州、宿迁的基金结余率明显上升。徐州和盐城运行相对平稳。镇江的基金结余率下降但仍为正值。常州和苏州在 2017 年基金从略有结余转变为超支，无锡 3 年均表现为比较严重的超支情况。2017 年结余率低于 10%的地级市有无锡、徐州、常州、苏州，集中于苏南地区，可以看出苏南地区的高保障待遇带来了高额的基金支出。

表 5-12 2015～2017 年江苏省城乡居民基本医疗保险基金结余率   （单位：%）

地市	2015 年	2016 年	2017 年
南京	3.20	−3.73	14.60
无锡	−38.21	−39.87	−12.74

续表

地市	2015 年	2016 年	2017 年
徐州	0.92	5.65	3.96
常州	7.62	6.64	−19.17
苏州	24.13	17.57	−19.45
南通	−9.62	−1.48	25.77
连云港	14.05	15.49	27.53
淮安	0.74	4.12	31.26
盐城	10.16	16.61	13.24
扬州	3.45	7.05	21.53
镇江	29.18	7.66	16.07
泰州	3.45	7.05	21.53
宿迁	3.47	16.46	18.08

（六）城乡居民基本医疗保险运行效率

1. 城乡居民基本医疗保险总体运行效率分析

（1）2015～2017 年城乡居民基本医疗保险运行效率 DEA 评价

根据表 5-13，2015～2017 年江苏省城乡居民基本医疗保险技术效率分别为 0.842、0.868 和 0.896，技术效率稳步提升，表示投入与产出的组合趋于最优，城乡居民基本医疗保险基金收入冗余和待遇支出、实际参保人数、门诊诊疗人次和住院人数的产出不足情况逐渐好转。2016 年相比于 2015 年提升的原因在于纯技术效率的提高，即通过技术改进，投入的医保基金使用效率增大，但规模效率反而下降，即规模效率非有效的地级市，根据自身规模收益的递增或递减，来相应增加或减少城乡居民基本医疗保险的投入，从而达到技术效率优化。2017 年相比于 2016 年，通过调整城乡居民基本医疗保险基金的投入，如在规模收益递增的地级市增加医保基金投入，提供更多的居民医保公共产品或服务，以此提高运行效率；而规模收益递减的地级市在既定收入下，减少卫生资源浪费等方式，提高城乡居民基本医疗保险整体效率。

表 5-13　2015～2017 年江苏省城乡居民基本医疗保险运行效率

年份	技术效率	纯技术效率	规模效率	有效单元占比/%
2015	0.842	0.932	0.903	30.77
2016	0.868	0.969	0.896	30.77
2017	0.896	0.936	0.955	53.85

2015～2016 年，城乡居民基本医疗保险运行有效的地级市个数逐渐上升，2015 年，技术效率有效的地级市有 4 个，分别为无锡、南通、淮安、宿迁；2016 年，上述 4 个地级市技术效率仍为 1.000；2017 年，城乡居民基本医疗保险有效的地级市数量增加到 7 个，除

无锡、南通、淮安、宿迁外，常州、苏州、连云港也逐步达到投入、产出最优组合。

（2）2017 年江苏省 13 个地级市城乡居民基本医疗保险运行效率 DEA 评价

2017 年江苏省 13 个地级市城乡居民基本医疗保险运行效率 DEA 评价如表 5-14 所示。在技术效率方面，2017 年江苏省城乡居民基本医疗保险供给 DEA 平均有效值为 0.896，整体运行良好。其中无锡、常州、苏州、南通、连云港、淮安、宿迁 7 个城市的技术效率均为 1.000。其他城市处于弱有效，其中泰州、镇江技术效率相对较低，说明规模、投入、产出不相匹配，城乡居民基本医疗保险制度的管理机制需要进一步完善。

表 5-14　2017 年江苏省 13 个地级市城乡居民基本医疗保险运行效率 DEA 评价

地市	技术效率	纯技术效率	规模效率	规模收益
南京	0.774	0.902	0.858	递减
无锡	1.000	1.000	1.000	不变
徐州	0.800	1.000	0.800	递减
常州	1.000	1.000	1.000	不变
苏州	1.000	1.000	1.000	不变
南通	1.000	1.000	1.000	不变
连云港	1.000	1.000	1.000	不变
淮安	1.000	1.000	1.000	不变
盐城	0.940	1.000	0.940	递减
扬州	0.784	0.838	0.935	递减
镇江	0.703	0.737	0.953	递减
泰州	0.641	0.691	0.928	递减
宿迁	1.000	1.000	1.000	不变
算术均数	0.896	0.936	0.955	—

运用 VRS-BCC 模型得出的纯技术效率是基于规模报酬不变条件下，即在一定投入水平下，所得出的产出绩效。纯技术效率用于衡量地区投入要素是否能达到产出最大化，投入资源使用效率越高，效率值越大，如无锡、徐州、常州、苏州、南通、连云港、淮安、盐城、宿迁的纯技术效率值为 1.000，说明技术相对有效，城乡居民基本医疗保险资源的投入和产出达到相对最大化。

无锡、常州、苏州、南通、连云港、淮安、宿迁的规模效率值为 1.000，规模有效，说明其基金投入、基本医疗保险参保人数、参保人员中的门诊诊疗人次数和住院人数等可以按照现阶段配置比例逐步增加，从而不断地提高本地区的城乡居民基本医疗保险总体效率水平。南京、徐州、盐城、扬州、镇江、泰州规模效率值小于 1，且处于规模收益递减阶段，应该在既定的投入下，减少医保资源浪费，通过确保医保服务的供给质量提高城乡居民基本医疗保险的整体效率。

2.城乡居民基本医疗保险动态效率分析

动态效率考察在生产技术可变条件下样本的平均效率变动情况，可以由表示生产力变动的 Malmquist-DEA 指数来测度。由表 5-15 可以看出，2015～2017 年江苏省城乡居民基本医疗保险的全要素生产力指数平均为 0.871，说明城乡居民基本医疗保险运行效率平均每年下降 12.9%；分解为效率变动和技术变动后发现，2016～2017 年，效率变动得到了提高，且纯技术效率变动和规模效率变动均得到提高，说明城乡居民基本医疗保险在运行过程中，实现了资源利用和规模的合理化。运行效率下降的主要原因是技术变动，在城乡居民基本医疗保险整合的过渡衔接过程中，尚未形成稳定的管理体制。

表 5-15　2015～2017 年江苏省城乡居民基本医疗保险 Malmquist-DEA 指数

时间	效率变动（EC）	技术变动（TC）	纯技术效率变动（PTEC）	规模效率变动（SEC）	全要素生产力指数（MPI）
2015～2016 年	0.869	0.930	1.118	0.777	0.808
2016～2017 年	1.212	0.775	1.053	1.150	0.938
几何均数	1.026	0.849	1.085	0.945	0.871

第二节　江苏省城镇职工基本医疗保险制度实施情况评价

（一）城镇职工基本医疗保险制度的总体统筹层次情况

为进一步提升城镇职工基本医疗保险、大病医疗救助统筹层次、保障能力和服务水平，根据国家、省有关政策和要求，结合各地实际，实施城镇职工基本医疗保险地级市级统筹。

如表 5-16 所示，2015 年，徐州、常州、苏州、南通、连云港、盐城、泰州等 7 个地级市较早实现了城镇职工基本医疗保险的地市级统筹，南京、无锡、淮安、扬州、镇江、宿迁实行区县级统筹；2016 年，南京、无锡、淮安、宿迁实现由区县级统筹层次向地市级统筹层次的转变；截止到 2017 年，江苏省 13 个地级市中有 11 个实现城镇职工基本医疗保险地市级统筹，分别是南京、无锡、徐州、常州、苏州、南通、连云港、淮安、盐城、泰州、宿迁；2 个地级市仍为区县级统筹，分别是扬州、镇江。

表 5-16　2015～2017 年江苏省城镇职工基本医疗保险统筹情况

地市	2015 年	2016 年	2017 年
南京	3	2	2
无锡	3	2	2
徐州	2	2	2
常州	2	2	2

续表

地市	2015 年	2016 年	2017 年
苏州	2	2	2
南通	2	2	2
连云港	2	2	2
淮安	3	2	2
盐城	2	2	2
扬州	3	3	3
镇江	3	3	3
泰州	2	2	2
宿迁	3	2	2

注：1~3 为统筹层次，其中 1 代表省级统筹，2 代表地市级统筹，3 代表区县级统筹。

（二）江苏省城镇职工基本医疗保险覆盖范围

1. 实施范围和覆盖对象

城镇职工基本医疗保险制度从 1998 年试点至今，已建立了较为完善的筹资体系和保障体系，将全部在岗职工、退休职工纳入保障范围，保险费由职工和所在单位共同缴纳，并提供了较高的医保待遇水平。城镇职工基本医疗保险是政府强制性社会医疗保险。城镇各类企业、个体经济组织、民办非企业单位、社会团体（简称用人单位）及其从业人员〔含单位退休（职）人员、1~6 级退役残疾军人〕，以及灵活就业人员，应当参加城镇职工基本医疗保险。国家机关、事业单位参加城镇职工基本医疗保险，按照国家和省有关规定执行。

根据各地的医疗保险管理办法或实施细则，对用人单位进行汇总，主要为：①国有和国有控股企业、外商投资企业、城镇集体企业、城镇私营企业和其他城镇企业；②国家机关、事业单位、社会团体；③民办非企业单位；④有雇工的城镇个体工商户；⑤其他应参加基本医疗保险的单位。

2. 城镇职工基本医疗保险参保情况

根据江苏省医改监测数据，江苏省城镇职工基本医疗保险的参保率为本期城镇职工基本医疗保险实际参保人数除以本期城镇职工基本医疗保险应参保人数。

城镇职工基本医疗保险参保率如表 5-17 所示，2015~2017 年江苏省城镇职工基本医疗保险参保率波动幅度不大，维持在 99.1%左右。截止到 2017 年，从全省 13 个地级市看，无锡、南通、扬州、镇江的参保率均达到 100%，泰州、淮安、常州、苏州的参保率均在99%以上，南京、盐城和宿迁的参保率维持在 98%左右，徐州和连云港的参保率在 96%以上。根据地域界限，将江苏省划分为苏南、苏中、苏北，2015~2017 年苏中的参保率略高，苏南次之，苏北参保率略低。

表 5-17　2015～2017 年江苏省城镇职工基本医疗保险参保率　　（单位：%）

年份	全省	苏南	苏中	苏北
2015	99.07	99.22	99.51	98.30
2016	99.13	99.29	99.43	98.36
2017	99.15	99.27	99.96	98.02

（三）江苏省城镇职工基本医疗保险筹资标准

城镇职工基本医疗保险覆盖人群包括在职职工、退休（职）人员和新中国成立前参加革命工作的老人。城镇职工基本医疗保险费由用人单位和在职职工共同按月缴纳。灵活就业人员缴费标准由人力资源和社会保障部门会同财政部门另行制定并向社会公布。用人单位缴纳的城镇职工基本医疗保险费主要分为三类：①企业从职工福利费中列支；②国家机关、事业单位和社会团体按原资金渠道解决；③其他用人单位按国家有关规定执行。另外，灵活就业人员的基本医疗保险费由个人承担。具体缴费方式分为两类：①用人单位按照医疗保险经办机构核定的缴费基数和规定的费率向地税部门足额缴纳基本医疗保险费。职工个人应缴的基本医疗保险费，由所在单位从其本人工资中代扣代缴。②灵活就业人员参加基本医疗保险，以上年度在岗职工平均工资为基数，按单位和个人的合计费率缴纳。

1. 用人单位缴费比例和个人缴费比例

江苏省部分地市用人单位缴费比例和个人缴费比例见表 5-18。苏州、南通、盐城、连云港用人单位的缴费比例为 8%，在职职工按本人缴费工资的 2% 缴纳；南京、泰州的用人单位缴费比例为 9%，在职职工按照 2% 的个人缴费比例由用人单位代扣代缴。

表 5-18　江苏省部分地市用人单位缴费比例和个人缴费比例

类别	用人单位缴费比例/%	个人缴费比例/%	部分地市
第一类	8	2	苏州、南通、盐城、连云港
第二类	9	2	南京、泰州

2. 个人账户的计入标准

在职职工和享受职工基本医疗保险待遇的退休人员的个人账户计入标准根据参保人员的年龄确定不同的划入比例。

1）在职职工的计入标准，大致分为两类：①以 45 岁为分界线分为 2 档，以南京、苏州为例，45 周岁及以下参保人员，按本人缴费基数的 3% 划入（含个人缴纳的 2%）；45 周岁以上至退休前参保人员，按本人缴费基数的 4% 划入（含个人缴纳的 2%）。②以 35 周岁以下、36～45 周岁、46 周岁至退休前为限，划分为 3 档，缴费比例结合各地实际情况。以泰州为例，35 周岁以下，按本人缴费基数的 2.8% 划入；36～45 周岁，按本人缴费基数的 3.2% 划入；46 周岁至退休前，按本人缴费基数的 3.8% 划入。盐城则是：35 周岁以下，按本人缴费工资的 4%划入；36～45 周岁，按本人缴费工资的 5%划入；46 周岁至退休前，按本人缴费工资的 6%划入；退休人员按本人上年度退休金的 7%划入。

2）退休待遇人员的计入标准，除根据年龄不同，筹资水平不同外，有的是采用缴费比例的方式，有的是采用绝对筹资标准的方式。在采用绝对筹资标准的方式中，以苏州为例，自 2017 年 4 月起，根据年龄划分为 2 档，以年为单位缴纳，70 周岁以下筹资水平为 1250元；70 岁以上（含 70 周岁）筹资水平为 1450 元；新中国成立前参加革命工作的职工的缴费水平提升为 1700 元，相较于 2016 年，个人账户计入标准提高了 50 元，相较于 2015 年提高了 100 元。南京的退休参保人员，根据年龄划分为 3 档，以月为单位缴纳，自 2016 年1 月 1 日起，70 周岁及以下退休（职）人员个人账户最低划入标准为 100 元/月（含按规定应由个人缴纳的大病医疗救助费，下同），70 周岁以上至 80 周岁者为 120 元/月，80 周岁以上者为 150 元/月，新中国成立前参加革命工作的职工为 200 元/月。

在采用缴费比例的方式中，以泰州为例，自 2016 年起，根据年龄划分为 2 档，以月为单位缴纳：退休后～70 周岁，按本人养老金（2002 年后灵活就业人员按历年平均缴费基数）的 5.5%划入；70 周岁以上，按本人养老金（2002 年后灵活就业人员按历年平均缴费基数）的 6%划入；新中国成立前参加革命工作的职工，按本人养老金的 8%划入。盐城的退休人员是按本人上一年度退休金的 7%划入。

（四）江苏省城镇职工基本医疗保险保障待遇[①]

1. 政策补偿情况

城镇职工基本医疗保险政策补偿包括保障项目和报销比例两个维度。对江苏省各地级市城乡居民基本医疗保险、城镇居民基本医疗保险和新农合管理办法或实施细则进行归纳，政策方面的补偿分为三类：门诊费用补偿、住院费用补偿和五类门诊特定项目费用补偿（一般包括重症尿毒症透析、恶性肿瘤放化疗、再生障碍性贫血、器官移植抗排异的药物治疗、重症精神病）。在费用补偿方面，对部分慢性病进行管理，提高慢性病门诊患者的费用补偿。政策补偿主要体现在门诊或住院费用起付线、报销比例及封顶线方面。

（1）苏南地区

以苏州的城镇职工基本医疗保险为例，自 2016 年 10 月 1 日，苏州城镇职工基本医疗保险参保职工在结算年度内发生的符合规定的住院费用，在起付标准以上至最高支付限额（20 万元）以内的部分，由基本医疗保险统筹基金和参保职工按比例结付。其中，住院起付标准按不同等级医院确定：市级以上医院首次住院起付标准为在职职工 800 元、退休人员 600 元；区县级医院、专科医院首次住院起付标准为在职职工 600 元、退休人员 400 元；乡镇等基层医院首次住院起付标准为在职职工 300 元、退休人员 200 元。当年第二次住院的起付标准为该院首次起付标准的 50%；当年第三次及以上住院的起付标准统一为 100 元；职工连续住院超过 180 天的，每 180 天作一次住院结算，超过 180 天的部分按再次住院处理；起付标准内的医疗费用由参保职工个人自负；参保职工住院费用超过起付标准，在最

高支付限额以内的费用，由基本医疗保险统筹基金与个人在结算年度累计分段结付。其中4万元以内的部分，基本医疗保险统筹基金按在职职工90%、退休人员95%的比例结付；超过4万元及20万元以内的部分，基本医疗保险统筹基金按95%的比例结付。门诊、急诊报销起付线、报销比例按如下标准执行：1800元以上的医疗费用才可以报销，报销比例为50%；70周岁及以下的退休人员，1300元以上的医疗费用可以报销，报销比例为70%；70周岁以上的退休人员，1300元以上的医疗费用可以报销，报销比例为80%。门诊、急诊大额医疗支付的费用的最高限额是2万元。

（2）苏中地区

以泰州的城镇职工基本医疗保险为例：发生符合医保政策规定范围内的住院医疗费用，超过起付标准至1.5万元（含1.5万元）的部分，一级医疗机构及社区卫生服务中心报销93%，二级、三级医疗机构报销91%；1.5万元以上至6万元（含6万元）的部分，统筹基金统一报销95%；转泰州以外指定的定点医疗机构就诊的，医疗费用统一报销88%；参保人员因特殊专科疾病，经转诊审核同意后至非指定的外地定点医疗机构就诊的，医疗费用统一报销75%；退休人员报销比例在上述标准基础上提高2个百分点；恶性肿瘤患者自付比例减半执行。对于门诊起付线，在职职工为800元，退休职工为500元；起付线以上的可报费用的报销比例为60%，公务员或企业报销比例为80%。

（3）苏北地区

以盐城的城镇职工基本医疗保险为例，根据医院等级确定参保人员每次住院费用结算的起付标准。起付标准以下（含起付标准）的医疗费用，由个人自付。二级以上综合医院年内首次住院起付标准为600元，以后每住院一次，降低100元，最低不低于300元；二级专科医院和一级医院年内首次住院起付标准为400元，以后每住院一次，降低100元，最低不低于200元；年内在二级专科医院和一级医院住院时，已在二级以上综合医院住院的次数合并计算。起付标准以上部分，实行住院医疗费用年度累计分段报销的办法。起付标准至5000元（含5000元）以内的部分在职职工（含灵活就业等人员）报销85%，个人负担15%；5000元以上至10 000元（含10 000元）的部分报销90%，个人负担10%；10 000元以上到50 000元（含50 000元）的部分报销95%，个人负担5%。

2. 实际补偿情况

江苏省城镇职工基本医疗保险参保居民的住院费用及其报销情况，如图5-12所示。参保职工在2015年、2016年、2017年的住院费用分别为264.2亿元、404亿元、319.4亿元，参保职工住院费用年平均增长速度为9.95%。2015年、2016年、2017年，江苏省参保职工政策范围内住院费用分别为237.5亿元、360.5亿元、286.7亿元，年平均增长速度为9.87%。2015年、2016年、2017年，支付比例分别为89.89%、89.23%、89.76%，其中统筹基金支付费用为198.3亿元、304.5亿元、227.8亿元，年平均增长速度为7.18%，支付比例分别为75.06%、75.37%、71.32%。参保居民的住院费用年平均增长速度（9.95%）大于政策范围内住院费用年平均增长速度（9.87%）和统筹基金支付费用年平均增长速度（7.18%）。

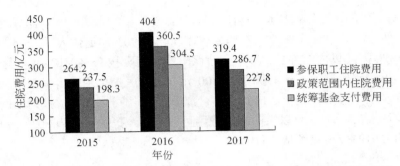

图 5-12　2015～2017 年江苏省城镇职工基本医疗保险参保人员住院费用

　　由于江苏省各地的经济发展和筹资水平存在差异,在江苏省层面比较 2015～2017 年住院费用、政策范围内住院费用和统筹基金支付费用意义不大,比较 13 个地级市的住院费用政策报销比例和住院费用实际报销比例更具意义。见图 5-13,2015 年,南京、无锡、徐州、淮安、盐城、泰州的住院费用政策报销比例在 90% 以上,分别为 94.28%、90.36%、94.57%、95.64%、90.95%、93.66%;常州、苏州、南通、连云港、扬州、镇江、宿迁的住院费用政策报销比例在 80%～90%,分别为 82.50%、85.48%、88.82%、83.68%、89.97%、80.16%、85.72%;2016 年,相较于 2015 年住院费用政策报销比例呈现上升的地区有常州、苏州、连云港、镇江,分别为 85.89%、91.33%、84.19%、85.50%;住院费用政策报销比例出现下降的地区有南京、无锡、徐州、南通、淮安、盐城、扬州、泰州、宿迁,分别为 72.16%、84.33%、80.46%、81.14%、81.85%、70.25%、78.08%、75.16%、81.46%。截止到 2017 年 9 月,相比于 2016 年,南京、无锡、徐州、南通、淮安、盐城、扬州、泰州、宿迁住院费用政策报销比例出现回升,分别为 93.11%、90.20%、93.81%、88.09%、94.12%、90.81%、90.61%、92.22%、86.77%;常州、苏州、连云港、镇江出现下降,分别为 83.73%、83.66%、82.29%、79.71%。

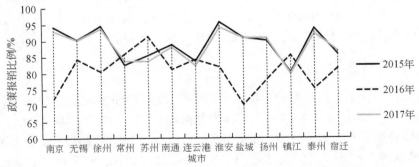

图 5-13　2015～2017 年江苏省城镇职工基本医疗保险住院费用政策报销比例

　　图 5-14 显示,2015 年,除镇江实际报销比例为 67.86% 外,其余 12 个地级市的实际报销比例均在 70%～80%。2016 年,常州、南通、盐城、扬州、镇江、泰州实际报销比例与 2015 年相比略有上升,分别为 71.93%、73.13%、79.52%、74.02%、68.36%、76.94%;南京、无锡、徐州、苏州、连云港、淮安、宿迁出现下降,分别下降至 77.47%、75.97%、76.08%、

77.09%、70.03%、77.28%、69.75%；2017 年，除无锡和宿迁相比 2016 年实际报销比例略有上升外，其余 11 个城市的实际报销比例略有下降，南京、无锡、徐州、常州、苏州、南通、连云港、淮安、盐城、扬州、镇江、泰州、宿迁分别为 67.19%、76.07%、75.47%、71.92%、76.41%、71.48%、69.27%、77.04%、63.79%、70.74%、68.15%、69.31%、70.69%。

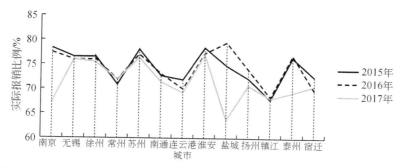

图 5-14　2015～2017 年江苏省城镇职工基本医疗保险住院费用实际报销比例

（五）江苏省城镇职工基本医疗保险基金管理情况①

1. 基金收入情况

依据 2017 年医改检测指标口径，城镇职工基本医疗保险基金收入指根据国家有关规定，由纳入基本医疗保险范围的缴费单位和个人按照国家规定的缴费基数和缴费比例缴纳的基金，以及通过其他方式取得的形成基金来源的款项，包括单位缴纳的社会统筹基金收入、个人缴纳的个人账户基金收入、财政补贴收入、利息收入、其他收入，不含上期结转资金。

2015～2017 年，各年基金收入分别为 783.16 亿元、869.39 亿元、980.82 亿元，实现逐年上升，年平均增长速度为 11.91%。

2. 患者流动与基金支出情况

（1）患者流动情况

如图 5-15 所示，从横向看，2015～2017 年各层级医疗机构的参保住院患者所占比重基本呈现倒三角形，即三级医疗机构住院患者所占比重最大，二级医疗机构次之，一级医疗机构最低。从纵向看，一级医疗机构的参保住院患者所占比重呈现下降趋势，分别为 9.92%、9.71%、9.70%；二级医疗机构的参保住院患者所占比重也逐年下降，分别为 30.79%、30.64%、30.09%；2016 年三级医疗机构的参保住院患者所占比重比 2015 年增长 2.13 个百分点，2017 年相比 2016 年略有下降，下降至 57.53%。

---

① 囿于数据可得性，本节 2015 年、2017 年数据均为前三季度数据，特此说明。

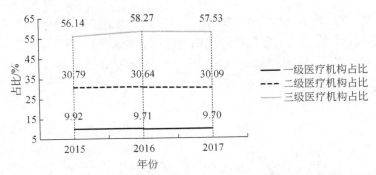

图 5-15　2015～2017 年江苏省城镇职工基本医疗保险参保住院患者各级医疗机构占比

注：因城镇职工医保基金还会流向零售药店、私立医院等机构，故图中各年的数据加和不为 100%，下同

如图 5-16 所示，从横向看，2015～2017 年江苏省城镇职工基本医疗保险参保门诊患者各级医疗机构占比略有波动，其中三级医疗机构门诊所占比重最大，一级医疗机构次之，二级医疗机构略低。从纵向看，一级医疗机构呈现下降趋势，各年占比分别为 29.75%、29.50%、28.81%；二级医疗机构 2016 年比 2015 年下降 0.44 个百分点，2017 年略有回升，占比上升至 24.61%；三级医疗机构门诊患者占比呈上升趋势，各年占比分别为 34.55%、36.64%、37.08%。

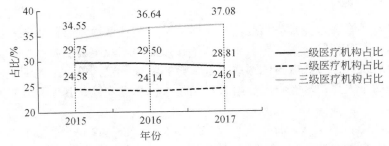

图 5-16　2015～2017 年江苏省城镇职工基本医疗保险参保门诊患者各级医疗机构占比

（2）基金支出情况

城镇职工基本医疗保险基金支出指按照国家政策规定的开支范围和开支标准，从社会统筹基金中支付给参加医疗保险人员的待遇支出、医疗费用支出、其他支出。

如图 5-17 所示，从横向来看，2015～2017 年，基金流动中，一级医疗机构占比大约为

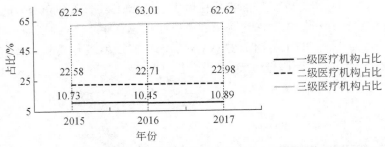

图 5-17　2015～2017 年江苏省城镇职工基本医疗保险基金流动各级医疗机构占比

10%，二级医疗机构占比大约为 23%，三级医疗机构占比最大，达到 60% 以上。从纵向来看，2015～2017 年，一级医疗机构基金占比在 2016 年下降，在 2017 年略有上升，2017 年为 10.89%；二级医疗机构基金占比呈现上升趋势，截止到 2017 年，二级医疗机构占比达 22.98%；2016 年，三级医疗机构基金占比略有上升，2017 年略有下降，2017 年为 62.62%。

　　3. 城镇职工基本医疗保险基金结余情况

　　如表 5-19 所示，2015～2017 年基金收入分别为 576.2 亿元、642.4 亿元和 493.5 亿元，基金支出分别为 499.6 亿元、552.7 亿元、421.2 亿元。2015～2017 年基金支出率分别为 86.70%、86.04%、85.35%，实现逐年下降。同比，基金结余率分别为 13.30%、13.96%、14.65%。

表 5-19　2015～2017 年江苏省城镇职工基本医疗保险基金收支情况

年份	基金收入/亿元	基金支出/亿元	基金结余/亿元	基金支出率/%	基金结余率/%
2015	576.2	499.6	76.6	86.70	13.30
2016	642.4	552.7	89.7	86.04	13.96
2017	493.5	421.2	72.3	85.35	14.65

　　通过城镇职工基本医疗保险基金结余率，监测 2015～2017 年江苏省 13 个地级市城镇职工基本医疗保险基金风险情况。如表 5-20 所示，全省 13 个地级市城镇职工基本医疗保险基金总体运行良好，收支平衡无风险。南京、苏州、南通、盐城、镇江、宿迁基金结余率总体表现为明显上升。淮安、扬州、泰州运行相对平稳。2017 年，无锡的基金结余率出现超支。2017 年基金结余率低于 10% 的地级市有无锡、徐州、南通，需提高基金使用效率；高于 20% 的地级市有苏州、盐城、扬州、镇江、泰州、宿迁，说明这六个地区的城镇职工基本医疗保险资金余量相对充足。

表 5-20　2015～2017 年江苏省 13 个地级市城镇职工基本医疗保险基金结余率　　（单位：%）

地市	2015 年	2016 年	2017 年
南京	11.57	11.92	15.39
无锡	2.78	0.24	−5.66
徐州	13.06	5.08	4.49
常州	16.93	22.42	15.39
苏州	17.01	15.15	23.32
南通	1.42	16.53	9.23
连云港	12.76	19.43	15.56
淮安	14.74	13.27	15.51
盐城	12.74	18.28	20.31
扬州	24.72	22.42	25.50
镇江	13.70	12.66	20.19
泰州	23.98	24.96	22.29
宿迁	18.43	15.95	22.29

（六）江苏省城镇职工基本医疗保险运行效率分析[①]

1. 城镇职工基本医疗保险运行效率 DEA 评价

（1）2015～2017 年江苏省城镇职工基本医疗保险运行效率

2015～2017 年，江苏省城镇职工基本医疗保险技术效率分别为 0.938、0.902 和 0.897（表 5-21），技术效率呈逐年下降趋势，这表示江苏省城镇职工基本医疗保险投入与产出的组合不理想，城镇职工基本医疗保险基金收入冗余和待遇支出、实际参保人数、门诊人次和住院人数的产出不足情况愈发明显。相比于 2015 年，2016 年纯技术效率和规模效率均呈现下降趋势，分别表示投入的医保基金使用效率下降，城镇职工基本医疗保险基金规模不适宜。2017 年纯技术效率仍下降，规模效率略有提升，即 13 个地级市中规模效率非有效的地级市可根据自身规模收益的递增或递减来调整城镇职工基本医疗保险的资金投入规模，达到技术效率有效。

表 5-21　2015～2017 年江苏省城镇职工基本医疗保险运行效率

年份	技术效率	纯技术效率	规模效率	有效单元占比/%
2015	0.938	0.964	0.973	30.77
2016	0.902	0.946	0.955	15.38
2017	0.897	0.936	0.959	23.08

2015～2017 年，城镇职工基本医疗保险运行有效的地级市个数先下降后上升，2015 年技术效率有效的地级市有 4 个，分别为无锡、南通、盐城、宿迁，2016 年无锡和宿迁的技术效率仍为 1.000，2017 年城镇职工基本医疗保险有效的地级市数增加到 3 个，为无锡、南通、宿迁，表明这 3 个城市达到基金投入、产出最优组合。

（2）2017 年江苏省 13 个地级市城镇职工基本医疗保险运行效率

2017 年江苏省地级市城镇职工基本医疗保险运行效率评价如表 5-22 所示。在技术效率方面，2017 年江苏省城镇职工基本医疗保险供给平均 DEA 有效值为 0.897，说明其整体运行良好。其中无锡、南通、宿迁 3 个城市技术效率均为 1.000，而其他城市处于弱有效。其中苏州、南京、扬州等 10 个城市技术效率相对较低，说明规模、投入、产出不相匹配，城镇职工基本医疗保险制度的管理机制需要进一步改进与完善。

表 5-22　2017 年江苏省地级市城镇职工基本医疗保险运行效率

地市	技术效率	纯技术效率	规模效率	规模收益
南京	0.794	1.000	0.794	递减
无锡	1.000	1.000	1.000	不变
徐州	0.962	1.000	0.962	递减
常州	0.801	0.821	0.975	递减

[①] 囿于数据可得性，本小节 2015 年、2017 年数据均为前三季度数据，特此说明。

续表

地市	技术效率	纯技术效率	规模效率	规模收益
苏州	0.769	0.775	0.993	递减
南通	1.000	1.000	1.000	不变
连云港	0.875	0.892	0.981	递增
淮安	0.936	0.946	0.989	递减
盐城	0.864	0.961	0.900	递减
扬州	0.814	0.840	0.969	递减
镇江	0.987	1.000	0.987	递减
泰州	0.854	0.932	0.917	递减
宿迁	1.000	1.000	1.000	不变
均值	0.897	0.936	0.959	—

　　无锡、南通、宿迁的规模效率值为 1.000，规模有效，说明基金投入和参保人数、门诊人次和住院人数所覆盖的人群等可以按照现阶段配置比例逐步增加，从而不断提高本地区城镇职工基本医疗保险的总体效率水平。连云港的规模效率值小于 1.000，且处于规模收益递增阶段，说明其城镇职工基本医疗保险基金投入应继续扩大规模，增加投入量来提供更多的城镇职工基本医保公共产品和服务，以此提高整体效率；相反，南京、徐州、常州等 9 个城市处于规模收益递减阶段，应当在既定的投入下，通过减少医保资源浪费和提高医保服务的供给质量，提高城镇职工基本医疗保险的整体效率。

2. 城镇职工基本医疗保险动态效率分析

　　由表 5-23 可得，2015～2017 年江苏省城镇职工基本医疗保险的全要素生产力指数平均为 0.805，说明城镇职工基本医疗保险运行效率年均下降 19.5%。主要原因在于 2015～2016 年技术变动下降，说明江苏省城镇职工基本医疗保险运行过程中管理水平、医保基金的收支控制等层面技术降低，而同期效率变动大于 1（效率变动为 1.187），说明其城镇职工基本医疗保险资源利用和规模须进一步合理化。2016～2017 年，江苏省城镇职工基本医疗保险技术变动为 1.050。从总体看，江苏省城镇职工基本医疗保险的资源利用、规模、管理技术均需提升。

表 5-23　2015～2017 年江苏省城镇职工基本医疗保险 Malmquist-DEA 指数

时间	效率变动（EC）	技术变动（TC）	纯技术效率变动（PTEC）	规模效率变动（SEC）	全要素生产力指数（MPI）
2015～2016 年	1.187	0.573	1.173	1.011	0.679
2016～2017 年	0.909	1.050	0.982	0.925	0.954
几何均数	1.038	0.775	1.074	0.967	0.805

第三节　健全大病医疗保险制度和疾病救治制度

（一）城乡居民大病保险制度实施情况

1.江苏省城乡居民大病保险筹资总额

城乡居民大病保险筹资总额包括城乡居民大病保险、城镇居民大病保险、新农合大病保险等部分。根据 2017 年医改检测指标，城乡居民大病保险筹资总额是按照《关于开展城乡居民大病保险工作的指导意见》（发改社会〔2012〕2605 号）文件要求，从城乡居民基本医疗保险基金、城镇居民基本医疗保险基金、新农合基金中划出一定比例或额度作为大病保险资金，并由商业健康保险机构承担。

2015 年，城乡居民大病保险筹资总额为 13.7 亿元，2016 年下降至 12.8 亿元，2017 年为 16 亿元，2017 年筹资总额增加显著。

2.江苏省城乡居民大病保险保障情况

（1）实际补偿情况

大病保险受益人住院费用指本地级市获得大病保险赔付患者的住院总费用。基本医保支付是住院患者获得大病保险赔付的住院费用中，由基本医保支付的金额。大病保险赔付是指住院患者获得大病保险赔付的住院费用中，由大病保险基金赔付的金额。由此可产生的测量指标为

$$城乡居民大病保险实际报销比例(\%) = \frac{本年度城乡居民(大病保险赔付 + 基本医保支付)}{同年城乡居民大病保险受益人住院费用} \times 100\%$$

$$(5\text{-}7)$$

如表 5-24 所示，2015～2017 年，城乡居民大病保险实际报销比例实现逐年稳步上升，且稳定在 60% 以上，分别为 62.20%、63.03%、66.42%。2015～2017 年，大病保险受益人住院费用分别为 110.41 亿元、105.45 亿元、153.12 亿元，年平均增长速度约为 17.77%，基本医保支付年平均增长 26.59%，大病保险赔付年平均下降 2.51%。

表 5-24　2015～2017 年城乡居民大病报销保障情况

年份	大病保险受益人住院费用/亿元	基本医保支付/亿元	大病保险赔付/亿元	实际报销比例/%
2015	110.41	57.47	10.10	62.20
2016	105.45	56.0	10.5	63.03
2017	153.12	92.1	9.6	66.42

（2）城乡居民大病保险补偿人次

2015 年，江苏省城乡居民大病保险共补偿 438 842 人（镇江市数据缺漏）。2016 年城乡居民大病保险共补偿 425 098 人，其中低收入人口为 23 029 人，占比为 5.42%。截至 2017 年，城乡居民大病保险共补偿 497 857 人，涵盖 38 479 个低收入人口，低收入人口占比为

7.73%。城乡居民大病保险的补偿人次实现稳步攀升。

3.城乡居民大病保险基金流向

如表 5-25 所示，横向来看，2015～2017 年，一级、二级、三级医疗机构大病保险基金流向呈倒三角形，即三级医疗机构占比最大，二级医疗机构占比次之，一级医疗机构占比最小。纵向来看，一级医疗机构大病保险基金占比呈下降趋势，分别为 18.76%、16.49%、14.58%；二级医疗机构大病保险基金占比呈下降趋势，分别为 25.11%、24.26%、19.35%；三级医疗机构大病保险基金占比逐年上升，分别为 56.13%、59.25%、66.07%，2017 年所占比重相比 2015 年上升了 9.94 个百分点。

表 5-25　2015～2017 年江苏省城乡居民大病保险基金支出情况　（单位：%）

医疗机构级别	2015 年	2016 年	2017 年
一级医疗机构占比	18.76	16.49	14.58
二级医疗机构占比	25.11	24.26	19.35
三级医疗机构占比	56.13	59.25	66.07

（二）疾病应急救助制度实施情况

江苏省疾病应急救助制度运行平稳，2015 年全省 13 个地级市已全面展开疾病应急救助制度。如表 5-26 所示，2015～2017 年江苏省疾病应急救助制度基金筹资总额均在 3000 万元以上。2017 年实现筹资 3674 万元。2015 年，基金支付为 1458 万元，救助 2713 人次，基金人均支付数额为 5372 元；2016 年，基金支付为 1079 万元，救助 2545 人次，基金人均支付数额下降至 4236 元；2017 年基金支付为 799 万元，救助 1630 人次，基金人均支付数额为 4898 元，人均支付略有回升。

表 5-26　2015～2017 年江苏省疾病应急救助制度实施情况

年份	基金筹资总额/万元	基金支付/万元	救助次数/人次	基金人均支付数额/元
2015	3243	1458	2713	5372
2016	3174	1079	2545	4236
2017	3674	799	1630	4898

第四节　社会医疗保险的管理与运营

（一）异地就医直接结算

省内异地就医直接结算指参保居民在省内参保关系所在统筹区域外定点医疗机构住院，出院后在住院医疗机构能直接获得医保补偿款，医院垫付的补偿款由医保经办机构及时回付（包括点对点、点对面省内异地就医直接结算）。

实现基本医保跨省异地就医直接结算的地级市指已经选择省外定点医疗机构开展城镇（城乡）、新农合参保居民转诊住院直接结算的地级市。

1. 城镇职工基本医疗保险异地就医直接结算

根据表5-27，除南京外，2016年江苏省12个地级市城镇职工基本医疗保险均实现省内异地就医直接结算。2017年，南京实现省内异地就医直接结算，标志着全省城镇职工基本医疗保险省内异地就医直接结算的完成。2016年，江苏省仅常州、连云港、盐城、镇江实现跨省异地就医直接结算，到2017年，全省13个地级市全面实现跨省异地就医直接结算，实现巨大突破。2016年，江苏省跨省异地安置退休人员住院医疗费用直接结算的地级市包括南通、常州、盐城、扬州、镇江，到2017年，全省13个地级市全面实现跨省异地安置退休人员住院医疗费用直接结算。

表5-27　2016～2017年江苏省城镇职工基本医疗保险异地就医直接结算情况

年份	省内异地就医直接结算的地级市	跨省异地就医直接结算的地级市	跨省异地安置退休人员住院医疗费用直接结算的地级市
2016	除南京外	常州、连云港、盐城、镇江	南通、常州、盐城、扬州、镇江
2017	全省13个地级市均实现	全省13个地级市均实现	全省13个地级市均实现

2. 城乡居民基本医疗保险异地就医直接结算

根据表5-28，2016年江苏省10个地级市实现基本医疗保险省内异地就医直接结算，其中实现城乡居民基本医疗保险省内异地就医直接结算的地级市为常州和苏州；实现城镇居民基本医疗保险省内异地就医直接结算的地级市为徐州、盐城、扬州、镇江、泰州、宿迁；实现新农合省内异地就医直接结算的地级市为徐州、连云港、淮安、盐城、泰州、宿迁。2017年，随着城乡居民基本医疗保险的整合，实现城乡居民基本医疗保险省内异地就医直接结算的地级市有常州、苏州、扬州、南通、连云港、泰州、宿迁；实现城镇居民基本医疗保险和新农合省内异地就医直接结算的地级市有徐州、盐城、淮安。2016年和2017年，实现省内异地就医直接结算的地级市数量均为10个，实际并未增加。2016年，仅常

表5-28　2016～2017年江苏省城乡居民基本医疗保险异地就医直接结算情况

年份	省内异地就医直接结算的地级市			跨省异地就医直接结算的地级市		
	城乡居民基本医疗保险	城镇居民基本医疗保险	新农合	城乡居民基本医疗保险	城镇居民基本医疗保险	新农合
2016	常州、苏州	徐州、盐城、扬州、镇江、泰州、宿迁	徐州、连云港、淮安、盐城、泰州、宿迁	常州	盐城、镇江	连云港
2017	常州、苏州、扬州、南通、连云港、泰州、宿迁	徐州、盐城、淮安	徐州、盐城、淮安	常州、苏州、南通、连云港、泰州、宿迁	徐州、盐城、淮安	徐州、盐城、淮安

州实现城乡居民基本医疗保险跨省异地就医直接结算，实现城镇居民基本医疗保险跨省异地就医直接结算的地级市为盐城、镇江，实现新农合跨省异地就医直接结算的地级市为连云港。2017年，实现城乡居民基本医疗保险跨省异地就医直接结算的地级市有常州、苏州、南通、连云港、泰州、宿迁，实现城镇居民基本医疗保险和新农合跨省异地就医直接结算的地级市为徐州、盐城、淮安。异地就医直接结算较好的地级市为常州、泰州、宿迁、徐州、盐城、淮安。

（二）医疗保险支付方式

支付方式改革主要指以总额预算控制为主，以项目、病种、次均费用限额、床日付费等为辅的复合付费结算方式。针对不同医疗服务的类型，对住院医疗服务，主要按病种付费；对长期、慢性病住院医疗服务，可按床日付费；对基层医疗服务，可按人头付费；对不宜打包付费的复杂病例和门诊费用，可按项目付费。

2015～2017年，江苏省基本医疗保险支付方式改革的进展：2015年仅徐州在城镇职工基本医疗保险、泰州在新农合上实现了支付方式改革，其他地级市社会基本医疗保险支付方式改革均已经全面展开。2016～2017年，全省均已实现医保支付方式改革。

第六章 江苏省医保改革典型案例介绍

第一节 张家港市城乡居民基本医疗保障体系建设

（一）案例概况介绍

根据国家、江苏省关于建立城镇居民基本医疗保险制度的有关意见，张家港市积极提高医疗保险保障水平，加快实现城乡医疗保险统筹，建立与社会经济水平相适应的城乡居民基本医疗保障体系，促进经济更好更快发展。自 2008 年张家港市开始实行城乡居民一体化的城乡居民基本医疗保险制度以来，该市结束了城乡居民基本医疗保险二元割裂的局面，缩小了城乡居民在医疗服务和医疗费用补偿方面的差距。江苏省自 2016 年开始整合城乡居民基本医疗保险，张家港市运行城乡居民基本医疗保险已趋于成熟，为江苏省整合城乡居民基本医疗保险提供了示范经验。张家港市在城乡居民基本医疗保险和城镇职工基本医疗保险衔接上，已初步深入经办管理层次的医保整合，为城乡居民基本医疗保险和城镇职工基本医疗保险整合提供了更为深入的探索经验。

2012～2017 年，张家港市城乡居民基本医疗保险参保人数随人口流动变化，但参保率接近 100%，全市已实现全体居民基本医疗保险覆盖，城镇职工基本医疗保险也基本实现全覆盖。张家港市城乡居民基本医疗保险基金收入与支出基本符合"以收定支，收支平衡，略有节余"的原则，在 2015 年和 2016 年略有超支，截止到 2017 年第三季度实现结余。张家港市城乡居民基本医疗保险收入 45 910 万元，支出 38 707 万元，其原因在于张家港市采取总额预付的支付方式改革，实行按服务项目付费、按床日付费、按病种付费等复合型支付方式。张家港市筹资与保障水平均位于全省前列，筹资标准达 1250 元，其中个人 250 元，政府补贴 1000 元，远超城乡居民基本医疗保险政府补贴 450 元的筹资标准。在医保保障水平方面，住院费用实际报销比例自 2013 年起就处于 60% 以上，高出全省城乡居民基本医疗保险实际报销比例约 9 个百分点。

（二）改革政策与措施

1. 城乡居民基本医疗保险整合及完善政策

张家港市人民政府于 2007 年 11 月 22 日出台了《关于印发张家港市居民基本医疗保险制度实施意见的通知》，决定从 2008 年 1 月 1 日起直接将张家港市新农合与城镇居民基本医疗保险制度更名为张家港市城乡居民基本医疗保险制度，实现新农合与城镇居民基本医疗保险无缝并轨，参保对象覆盖：除已经参加城镇职工基本医疗保险和市直机关、事业单位儿童统筹医疗外的所有本市在籍居民；持 1 年以上暂住证并在本市从事农副业生产的非本市籍居民；本市籍当年度复员军人、新生婴儿和经市人民政府批准的其他居民。2010 年 9 月，根据《关于印发关于大学生参加张家港市居民基本医疗保险实施意见的通知》文件精神，张家港市居民医保将张家港市范围内在校大学生纳入参保对象范围。我国的城镇居民基本医疗保险以及城镇职工基本医疗保险在 2012 年开始全面整合，包括政策框架、药品目录、人员配备、报销平台和经办机构等。通过上述措施的开展，有效促进我国城乡一体化基本医疗服务体系的全面发展，促进医疗卫生事业的发展。2013 年出台《张家港市社会基本医疗保险定点医疗机构管理办法》，规范和完善对社会基本医疗保险定点医疗机构的管理。2017 年，张家港市人民政府印发《张家港市社会基本医疗保险实施细则》，进一步规范社会基本医疗保险管理，依法保障参保人员享受社会基本医疗保险待遇的合法权益。自 2012 年开始，张家港市门诊补偿不设起付线，社区或村卫生室报销比例在 50%左右，基层住院服务费用 300 元起付，实行分段报销，封顶线在全省处于较高水平，为 35 万元。上述措施在政策层面保证参保居民享有无差别、高保障的待遇水平，从而全面提高参保人患病时抗经济风险的能力。

2. 医保推动分级诊疗的相关政策

张家港市城乡居民基本医疗保险保障待遇如表 6-1 所示，在 2016 年前，门诊保障待遇仅在定点与非定点医疗机构之间存在区别。2016 年后，张家港市对保障待遇做出了相应调整，对在实行家庭医生签约的社区卫生服务站看门诊的参保人报销比例提高到 60%，门诊报销年度最高限额提高到 600 元。基层医疗卫生机构与二级、三级医院的门诊、住院的起付线拉开了差距，鼓励参保居民选择基层医疗卫生机构进行首诊，如需转诊，再前往医院，充分发挥各级医疗机构的职能。通过市内外报销起付线差异化管理，鼓励参保人在市内就诊，提高市域内就诊率。通过医保报销比例的调整，积极推动分级诊疗制度的落实。

表 6-1　张家港市城乡居民基本医疗保险保障待遇

医疗保险保障待遇	2012～2016 年	2017 年
门诊起付线	不设置起付线	不设置起付线
门诊报销比例	一级以上定点医疗机构（含一级）及医院门诊点就诊的医疗费用每张处方限额 50 元，报销 30%；在定点社区卫生服务站（村卫生室）就诊的门诊医疗费用，每张处方限额 30 元，按 50%比例结报	一级以上定点医疗机构（含一级）及医院门诊点就诊的医疗费用每张处方限额 50 元，报销 30%；在定点社区卫生服务站（村卫生室）就诊的门诊医疗费用，每张处方限额 30 元，按 50%比例结报；实行家庭医生签约服务，在定点社区卫生服务站就诊，报销比例提高至 60%
门诊封顶线	500 元	普通门诊 500 元；实行家庭医生签约服务的，年度限额至 600 元
住院起付线	一级医院 300 元、二级医院 600 元、三级医院 800 元、转市外医院 1000 元	一级医院 300 元、二级医院 600 元、三级医院 800 元、转市外医院 1000 元
住院报销比例	起付线为 40 000 元，报销 65%；40 001～100 000 元，报销 70%；100 001～200 000 元，报销 80%；200 001～350 000 元，报销 90%	起付线为 40 000 元，报销 65%；40 001～100 000 元，报销 70%；100 001～200 000 元，报销 80%；200 001～350 000 元，报销 90%
住院封顶线	350 000 元	350 000 元

（三）取得的主要成效

1. 实施城乡一体起步早，运行效率高

自 2008 年起，张家港市启动城乡一体化的居民基本医疗保险制度，不断完善城乡居民基本医疗保险政策，逐渐形成以基本医疗保险为基础、补充医疗保险和社会医疗救助相结合的多层次社会医疗保险制度，全市基本建立覆盖各类人群的社会基本医疗保险制度，满足城乡参保人员的基本医疗保障需求，有效地促进经济社会的和谐发展。

由于城镇职工基本医疗保险由市人力资源和社会保障局管理，新农合由市卫生和计划生育委员会负责管理，原本应该统一的社会医疗保障体系被人为地割裂，在管理过程中大量问题凸显。正因为两大医保体系分属于不同的职能部门，制度的不同带来机构单设、管理分离、资源浪费、管理成本增加、运行效率不高、职责界限不清等一系列问题。2011 年，社会医疗保险经办机构开始整合，将居民医保的经办职能和人员编制一并整合至市人社局所属的市社会保险基金管理结算中心，由该结算中心统一负责全市城镇职工基本医疗保险和居民医保业务的经办工作。同时，将张家港市下辖所有乡镇的新农合资产、经费、人员等建制彻底从卫生系统中剥离，划归各乡镇的劳动和社会保障所管辖。至此，开始由劳动保障部门负责张家港市居民医保政策的制定、实施及监管。

组织管理的统一化运行几年以来效果显著。一是医疗保障体系的运营成本降低，运行效率大幅度提升；二是卫生管理部门能够"腾出手来"，加强对医疗机构的监督与管理，提升医疗服务质量，逐步引导居民形成"小病进社区、大病进医院"分级诊疗的健康就医格局，提高医疗服务体系整体效率；三是有利于解决现阶段医保关系之中存在的一系列问题，为最终实现城乡基本医疗保险一体化奠定基础。

2. 城乡居民覆盖广，筹资和实际补偿水平高

张家港市整合城乡居民基本医疗保险制度后，其人力资源和社会保障部门加大了对居民医保政策的宣传力度，每年印发大量的居民参保告知书，由各村（社区）的社会保障专管员将参保告知书送到每个参保人所在的家庭，增加参保人对城乡居民基本医疗保险的知晓度。这一举措使得广大城乡居民能够及时了解参保时间节点及政策变化，提高其参保的积极性与主动性，确保"应保尽保"。几年来，通过各个部门的共同努力，张家港市的城乡居民 2012～2017 年参保率均为 100%，在人口上实现了全覆盖。

在筹资方面，张家港市居民基本医疗保险基金采取市、镇两级财政和个人三方共同承担的形式募集。基金主要通过以政府财政扶持为主、以个人缴纳费用为辅的原则筹集。如表 6-2，2012～2017 年，就个人筹资标准来看，张家港市筹资标准从 600 元 / 人上涨到了1250 元 / 人，增长了 650 元 / 人。但是，财政投入贡献了增幅的 84.62%，个人贡献了增幅的 15.38%，显然财政投入的增量远远大于个人投入的增量。张家港市根据当地经济发展速度，结合居民医保基金运行情况，不断提高城乡居民基本医疗服务的保障水平，使得广大群众能够更充分地感受到医疗公平，提升其医保满足感。2012～2017 年，张家港市门诊实际报销比例从 30.73% 增长到 36.44%，住院费用实际报销比例从 56.70% 增长到 61.01%。

表 6-2 2012～2017 年张家港市城乡居民基本医疗保险筹资标准和实际报销比例

指标	2012 年	2013 年	2014 年	2015 年	2016 年	2017 年
个人缴费金额/元	150	150	170	210	250	250
各级政府补贴金额/元	450	450	530	590	1000	1000
门诊实际报销比例/%	30.73	34.38	34.79	35.29	36.13	36.44
住院费用实际报销比例/%	56.70	60.20	60.59	60.58	60.59	61.01

3.基本医疗保险为底，多种补充医疗保险并行

通过实施城乡居民基本医疗保险制度，张家港市的医保体系得到快速发展，在确保全市范围内医疗保险改革稳步有序发展的同时，将深化医药卫生体制改革推向更高的深度和广度。张家港市在大力推进城乡居民基本医疗保险制度的同时，还逐步建立大病保险政策和医疗救助政策，加大困难家庭大病年度救助力度，合理确定救助对象、项目、标准，适当降低救助门槛，形成实时救助、年度救助、困难家庭年度大病救助与其他社会救助相结合的多层次医疗救助体系，切实解决"因病致贫、因病返贫"现象，做到"应保尽保"，最大限度地为公民的健康保驾护航。

（四）经验总结

1.建立统一的城乡居民基本医疗保险政策

统一全市城乡居民基本医疗保险政策，让城乡居民享受同等的医疗待遇，是居民基本医疗保险改革的首要任务，合理确定居民基本医疗保险的项目、额度、标准，结合多种补充医疗保险制度，形成既有宽度，又有深度的多种医疗保险并行的格局。

2.建立统一的门诊特定项目管理办法

统一城乡医疗保险门诊特定项目的范围、诊断与认定程序、诊治的基本原则、用药范围、基本医疗待遇、医保经办机构与定点医疗机构的职责和对违规行为的查处，确保医保基金的安全运行。

3.建立统一的药品目录和诊疗项目

明确医保药品使用范围、支付原则；对定点单位实行药品分类管理和最高零售价限价管理并确定基本药物补偿政策；统一诊疗项目自付比例和结付标准。

4.建立统一的医保管理制度

统一外转就医、居外就医、定点准入、稽查考核等制度，用统一的标准规范管理；在城镇职工基本医疗保险与城乡居民基本医疗保险结算年度统一的基础上，调整居民医保费用征收模式。

5. 建立统一的医疗保险公共服务信息平台

整合城镇职工基本医疗保险和居民医保的基础信息，建立全市社会医疗保险一体化信息平台，保证信息的准确完整，杜绝重复参保、漏保等现象的发生。

（五）推广事项和注意事项

1. 强化政府责任意识，加大宣传力度

城乡居民基本医疗保险制度的顺利推行，与政府责任的实现是分不开的。政府通过发展地区经济、推行政策等为建设基本医疗保险制度提供必需的经济基础与政策环境。政府作为优化医疗保障体系的主导力量，对医疗保险制度的建立和完善有不可推卸的责任。因此，各地政府必须在经济、政策、法律等各方面对医疗保险制度一体化建设提供支持和帮助，减小医疗保险制度改革的阻力。总体来说，应该从强调政府责任、理顺管理体制和制定发展规划等方面统筹规划城乡居民基本医疗保险制度的发展。

在政策宣传方面，各级人民政府既要考虑宣传的"宽度"，也要注重宣传的"深度"。通过丰富多样的宣传让城乡居民对居民医保有更加深入的了解，而非仅仅只是通知居民缴费的时间。提高居民对整合居民医保的知晓度，清楚整合后的政策优势，为城乡居民基本医疗保险工作的顺利开展营造和谐良好的氛围。

2. 建立可持续的筹资机制，保证医疗保险制度的可持续发展

随着经济发展，物价、收入提高，城乡居民对健康问题不断关注，居民的医疗保障需求也在不断提高。鉴于上述因素，即使居民医保的补偿比例不变，所需居民医保基金规模也必定会扩大。特别是随着实际医保补偿比例的逐年提高，我们就更需要提高筹资水平。因此，建立可持续的居民医保筹资机制是制度正常运行的根本性保证。

3. 保证基金平稳运行，合理提高保障水平

医疗保险基金的管理与整个基本医疗保险制度的正常运转和群众的切身利益密切相关。建立健康的、具有可持续性的城乡居民保险制度，首先需要关注医保基金的安全性，然后才能去考虑基金的保值增值。参保居民对现行居民医保制度满意度低下的一个重要影响因素在于参保居民认为居民医保待遇水平偏低。结合当地经济发展水平，考虑市、镇财政的承受能力，在确保"收支平衡，确保支付"的前提下，适时调整和优化居民医保待遇补偿方案，最大限度地减轻城乡居民因疾病造成的经济负担，将当地经济发展带来的"红利"让利于民。

4. 建立健全监督管理制度，加强对医疗机构的建设与管理

医疗机构，尤其是基层医疗卫生机构是城乡居民基本医疗保险制度的基础组成，采取多样化的方式促进基层医疗卫生机构建设及发展，是目前我国现有医疗保障发展模式及改革的重点。医疗机构的建设不能仅局限在对数量的追求上，而是要更加注重品质的提升，

真正让每位居民从根本上在医疗方面获得全方位的保障。因为病患和医生的信息不对等,病患就诊时医生道德风险产生的概率较高,造成医疗费用大幅增长,导致国家和居民利益受损。因此,加强对定点医疗机构的监管,是医保统筹不可或缺的一环。要完善定点医疗机构医疗服务协议,通过协议明确定点医疗机构的权利和义务,规范定点医疗机构经营管理行为,维护参保人员和患者的利益;健全监管的长效机制,定期开展由市人力资源和社会保障局、市财政局、市卫生和计划生育委员会等多部门组成的考核小组对定点医疗机构的管理制度、病历抽查、配药情况、药品价格等多方面进行综合绩效评价,督促医疗机构加强自身监管等活动;对定点医疗机构开展不定期检查或根据投诉举报进行核查,发现问题,从严处理,让医疗机构、医生时刻绷紧规范从业的"弦",从根本上杜绝"道德风险"的问题;加大社会监管职能力度,一方面定期向社会公布定点医疗机构的服务质量、门诊、住院人次、平均价格等信息,增加参保人员知情权和选择权的透明度,确保社会能够履行监督职能,另一方面建立健全参保人的监督管理机制,为参保人提供监督管理平台。

第二节　启东市新农合管理办法全面改革

(一)案例概况介绍

启东市医疗保险制度的改革重点为:依托医保撬动分级诊疗,建立差别化补偿、双向转诊补偿和契约服务补偿等多种形式相结合的分级诊疗补偿机制;深化门诊统筹,完善门诊补偿方式,门诊医药费用实行普通门诊限额、大额门诊统筹和特病门诊补充等多种方式相结合的补偿办法;改革支付方式,严控医药费用的增长,对住院医药费用实行按总量控制、按病种结算、重大疾病救治、按床日结算等多种方式相结合的结算方式。2015 年,启东市改革了新农合的住院、门诊保障待遇和医保支付方式,促进了分级诊疗制度的建设,有效控制了医药费用的增长。

(二)改革政策与措施

1.依托医保撬动分级诊疗,建立差别化补偿、双向转诊补偿和契约服务补偿等多种形式相结合的分级诊疗补偿机制

(1)通过市内外、不同级别的补偿差异化,提高县域内就诊率

启东市发布了《2015 年启东市新型农村合作医疗管理办法》,表 6-3 显示了 2015 年启东市新农合制度的保障待遇,对于符合补偿范围的医药费用起付线,启东市外医院为 600 元,启东市内二级甲等医院(人民医院、中医院)为 400 元,启东市内其他定点医院为 100 元。每次住院符合补偿范围的医药费用但不超过起付线的不予补偿,符合补偿范围且在起付线以上的医药费用,启东市内二级甲等医院按 75%补偿(农村新中国成立前入党的老党员按 85%补偿),启东市内其他定点医院按 90%补偿(农村新中国成立前入党的老党员按 95%补偿)。经转院到启东市外定点医疗机构就诊的按启东市内二级甲等医院补偿比例的 80%补偿,未经转院到启东市外医院就诊的按启东市内二级甲等医院补偿比例的 70%补偿。

表 6-3　2015 年启东市新农合制度的保障待遇

项目	市外医院		市内医院	
	经转院	未经转院	二级甲等医院（人民医院和中医院）	其他定点医院
起付线/元	600	600	400	100
报销比例/%	60*（75%×80%）	52.5†（75%×70%）	75	90

* 指经转院到启东市外定点医疗机构就诊的按启东市内二级甲等医院补偿比例的 80% 补偿。

† 指未经转院到启东市外医院就诊的按启东市内二级甲等医院补偿比例的 70% 补偿。

　　基层与二级医疗机构报销比例设定标准主要为：基层医院住院医药费用补偿比例，比市级医院提高 20%；基层医院特殊疾病门诊医药费用补偿比例，比市级医院提高 10%；基层医院住院医药费用补偿起付线低，与市级医院相比有明显差距；对在基层医院住院的低保户、五保户及 70 周岁以上老人实施基本药物全免费。

　　（2）通过转诊与非转诊的补偿比例差异化，促进双向转诊

　　除危急重患者外，未履行按级转诊手续，到启东市内二级甲等医院和市外医院就诊的参合患者，其在启东市内二级甲等医院和市外医院发生的住院医药费用补偿比例下降 20%，起付线提高 100%。康复期从市内二级甲等医院回基层医院继续治疗的，办理转诊手续后，在基层医院发生的住院医药费用取消起付线，补偿比例提高 5%。

　　（3）提高有偿服务包补偿水平，完善家庭医生签约服务

　　签约有偿服务包的参合人员，按签约服务金额的 50% 予以补偿；如签约有偿服务包中有其他非参合人员的，按参合人员与非参合人员比例分摊补偿；签约有偿服务高级包的参合人员，在基层医院住院实行基本药物全免费；有偿服务包的个人自付部分，参合人员可以用普通门诊费用支付。

　　（4）通过提高慢性病患者门诊补偿待遇，推动慢性病签约管理

　　启东市在东海镇和寅阳镇试点，对患高血压、糖尿病的新农合人员进行门诊补偿，建立高血压、糖尿病镇村级用药目录，按药物目录采取基层和市内医院门诊差别化待遇（表6-4），推动基层慢性病管理工作。

表 6-4　2015 年启东市新农合慢性病门诊保障待遇

慢性病种	签约镇卫生院和卫生室	转诊至市内医院
高血压	100 元以内——国基药免费；100~500 元——补偿比例为 45%	500 元内新农合报销 35%；糖尿病患者门诊使用胰岛素药费按门诊特别诊疗项目补偿
糖尿病	200 元以内——国基药免费；200~800 元——补偿比例为 45%	
高血压合并糖尿病	300 元以内——国基药免费；300~1200 元——补偿比例为 45%	

　　2. 深化门诊统筹，完善门诊补偿方式，门诊医药费用实行普通门诊限额、大额门诊统筹和特病门诊补充等多种方式相结合的补偿办法

　　对普通门诊实行限额补偿，累计结余结转下年使用，实行网络刷卡实时结报；对超过

一定金额的大额门诊费用给予补偿，设定起付线和封顶金额，实行全市统筹；将门诊治疗费用较多的 13 个病种列入特殊疾病，其门诊医药费用补偿不设起付线，按不同级别医院设定补偿比例，封顶线与住院补偿封顶线相同。

3. 改革支付方式，严控医药费用的增长，住院医药费用实行按总量控制、按病种结算、重大疾病救治、按床日结算等多种方式相结合的结算方式

（1）民营医院基金支付总量控制

对民营医院的基金支付实施总量控制，结算方式为按月结算，年终决算。要求一个决算年度内发生的住院费用总量不得高于住院费用总量指标，对超额部分，医院至少全额承担。

（2）除民营医院以外的定点管理医院探索按病种结算、按床日结算

按病种结算实行国际疾病分类第 10 版（ICD-10）下的临床路径管理方式，市级医院至少 100 种，按病种结算住院病例占新农合住院结报人次数达 40% 以上；各中心卫生院至少 15 种，其余定点医院至少 5 种。根据按病种结算定额标准，农村合作医疗管理委员会办公室与医院实行按月结算，支付金额为市级医院按病种定额标准的 60%，基层医院按病种定额标准的 80%。按床日结算，是按患者病情严重程度和治疗时间对疾病进行分类和分段，并在严格测算的基础上，制定各级医院的各类疾病和各时间段付费标准，患者出院按实际费用和新农合管理办法规定的比例与医疗机构结算，农村合作医疗管理委员会办公室以实际住院天数和付费标准与医疗机构结算。根据实际运行情况，对按病种结算的病种和定额标准以及按床日结算的费用标准和考核指标作适当调整。

（3）重大疾病救治定点医院的重大疾病救治

参加新农合对象，凡第一诊断为重大疾病病种，符合重大疾病的疾病编码和手术编码，实施定点救治并采取全程规范化治疗的，纳入参合居民重大疾病保障范围，补偿比例达 70% 以上。

（三）主要成效

1. 以医保为杠杆，积极推动分级诊疗制度建设

充分发挥新农合杠杆作用，通过市内外报销比例差异化，实现市域内就诊率达 90% 的目标。建立倾斜基层的分级诊疗补偿机制，合理引导患者的就医流向，提高基层就诊率，实现"小病在社区，大病进医院，康复回社区"的就医新格局。如表 6-5 所示，2013～2016年启东市一级医疗机构住院量的占比分别为 36.25%、37.94%、44.58%、44.46%，总体呈上

表6-5　2013～2016 年启东市新农合住院量在各级医疗机构分布情况　　（单位：人）

医疗机构级别	2013 年	2014 年	2015 年	2016 年
一级医疗机构	28 625（36.25%）	32 768（37.94%）	44 396（44.58%）	42 054（44.46%）
二级医疗机构	12 894（16.33%）	13 246（15.34%）	14 505（14.56%）	15 042（15.90%）
三级医疗机构	37 455（47.43%）	40 352（46.72%）	40 694（40.86%）	37 486（39.63%）
合计	78 974（100.00%）	86 366（100.00%）	99 595（100.00%）	94 582（100.00%）

注：括弧内数据为相应住院量的占比。

升趋势，三级医疗机构住院量的占比从 47.43%下降到 39.63%，二级医疗机构住院量的占比较为平稳。通过转诊与非转诊报销差异化，2015～2017 年，三级公立医院转往基层医疗机构住院患者人数分别为 349 人、592 人、638 人。

2. 以支付方式改革为核心，严格控制医疗费用

对民营医院采用总额控制，对除民营以外的定点医院实施按病种结算、按床日结算等多种方式结合的结算方式，形成了医疗机构费用自我约束和医疗费用分担机制，控制医药费用不合理增长，提高参合人员受益水平。如表 6-6 所示，启东市住院医疗费用的年平均增长速度为 3.87%，远低于省平均年增长速度，同时，新农合实际补偿比在 2017 年为 53%，比 2016 年的 45%上升了 8 个百分点。

表 6-6　2013～2017 年启东市新农合参保患者在各级医疗机构中的住院费用　　（单位：万元）

医疗机构级别	2013 年	2014 年	2015 年	2016 年	2017 年
一级医疗机构	7 496.3（17.17%）	9 183.7（18.29%）	11 640.7（20.61%）	11 700.2（22.61%）	12 372.0（24.35%）
二级医疗机构	7 150.2（16.38%）	7 830.6（15.59%）	9 055.1（16.03%）	9 562.2（18.48%）	10 166.9（20.01%）
三级医疗机构	29 003.5（66.45%）	33 200.8（66.12%）	35 787.8（63.36%）	30 495.0（58.92%）	28 267.9（55.64%）
合计	43 650（100.00%）	50 215.1（100.00%）	56 483.6（100.00%）	51 757.4（100.00%）	50 806.8（100.00%）

注：括弧内数据为相应住院量的占比。

（四）经验总结

1. 加强领导，明确责任

新农合支付方式改革涉及面广，利益调整程度大，影响深远，在新农合支付方式改革过程中，应成立新农合支付方式改革领导小组和专家小组，下设办公室，办公地点在市农村合作医疗管理委员会办公室，办公室具体负责支付方式改革工作方案的拟定及实施过程中的协调和指导。各定点医院要充分发挥支付方式改革在调整医药费用结构中的重要作用，降低药占比，把支付方式改革与推行临床路径管理、分级诊疗实施、疾病编码管理密切结合，实现规范诊疗、控制费用的预期目标。定点医院负责人是各单位新农合支付方式改革工作的第一责任人，各医院要成立相应工作小组，负责组织、协调、推进本单位支付方式改革的各项具体工作。将支付方式改革实施情况列入定点医疗机构和院长年度综合考核，实行责任追究制。

2. 健全制度，加大宣传

根据支付方式改革方案，市农村合作医疗管理委员会办公室应制定完善相应的管理制度，各定点医院要结合新农合相关政策，建立健全内部管理制度，确保支付方式改革的有效推进。要全面开展新农合支付方式改革政策的宣传培训工作，要让参合人员和医务工作者掌握支付方式改革各项政策的具体内容。要及时反馈运行中的问题，齐抓共管，形成合力，确保支付方式改革取得实效。

3. 强化监督，不断完善

加强对各定点医疗机构的工作指导，及时发现和解决实施过程中出现的新情况、新问题。定期或不定期地对定点医疗机构进行监督检查，对查实问题给予处罚并通报。对支付方式改革效果进行阶段性评价，认真分析和总结，根据实际运行情况，进行适当调整，逐步巩固完善。

（五）推广价值与注意事项

1. 发挥医保的调节作用，加强基层医疗卫生服务建设

医保政策报销比例在市内外差异化、基层与医院差异化，使得参保人就医选择和就医流向向基层靠拢。加强基层医疗卫生基础设施建设，提高其卫生服务可及性，在引导患者流向的同时，通过提高参保患者在基层医疗卫生机构的就诊质量和就诊体验，真正形成合理的就医格局。

2. 逐步推动支付方式改革，兼顾各方利益

支付方式改革牵涉医、患、保三方的利益，在改革过程中，应注重循序渐进、统筹兼顾；支付方式改革对医方的挑战最大，医疗费用不断上涨，从后付制向预付制过渡，对医院管理、医疗费用存在一定挑战。医疗收费标准统一由省（自治区、直辖市）物价部门、财政部门会同卫生主管部门制定，医疗收费标准政策性很强，医院只能被动执行。然而，医疗服务价格的调整远远落后于市场价格的增速，医疗服务价格不能得到及时调整。因此，支付方式改革时，政策制定者应根据实际运行情况，对按病种结算的病种、定额标准、床日结算费用标准、考核指标等影响付费的指标进行动态调整。医方不断转变医院管理理念，将支付方式改革与加强医院管理有机结合。执行临床路径，落实医疗核心制度，提升医疗技术水平，保证医疗服务质量。

第三节　淮安市在总额付费下的按病种分值结算的支付方式改革

（一）案例概况介绍

淮安市城镇职工基本医疗保险于 2000 年 1 月 1 日启动，初期实行按项目付费的结算办法。至 2002 年底，仅 3 年时间内，参保人员次均住院费用年均增幅达 39.6%。截至 2003年上半年，淮安市城镇职工基本医疗保险出现基金"收不抵支"。在此情况下，淮安市城镇职工基本医疗保险部门与医疗机构反复沟通、协商后，经过精密测算、专家论证和政府决策，开始实施按病种分值结算办法。2003 年后，开始逐步探索总额付费下的按病种分值结算办法，充分发挥医保基金的杠杆作用，实现了医保基金"以收定支，收支平衡，略有结余"的目标，成为国家示范典型。中山、南昌、长沙、银川等 10 多个城市先后借鉴运用了

淮安市的总额付费下的病种下分值结算办法，反映良好。

2013～2017 年，城镇居民基本医疗保险、新农合、城镇职工基本医疗保险参保率均在 95%以上，基本实现医疗保障的全覆盖。人均筹资水平提升速度远超人均缴费水平，政府对医保的补助水平显著上升。保障待遇逐步提高，个人自付呈下降趋势，城镇居民基本医疗保险和新农合封顶线均从 18 万元提高到 22 万元，城镇居民基本医疗保险实际报销比例在 60%以上，新农合在 55%以上，高于全省居民医保实际报销比例。社会基本医疗保险人均自付费用均呈下降趋势，在费用保障方面制度完善。

（二）改革政策与措施

1.总额付费下的按病种分值结算办法概述

（1）总额付费下的按病种分值结算办法设计思路

总额控制下的按病种分值结算办法的基本思路是根据不同疾病诊治所发生的不同医疗费用之间的比例关系，给每一种病种赋予相应的分值，大病重病"分值"高，小病轻病"分值"低，各医疗机构以出院患者累计的分值与医保经办机构按照医保统筹基金支出预算结算医疗费用（即按服务量计费）。淮安市总额控制下，按病种分值结算的核心在于通过病种建立不同医疗机构的分值系数，建立起具有淮安市特色的按病种付费支付模式。

（2）总额付费下的按病种分值结算办法确定流程

总额付费下按病种分值结算办法中病种分值确定的流程主要遵循以下步骤。①广泛调查前三年病种及费用情况：以第一诊断为标准，调查前三年所有定点医疗机构住院患者的病种及费用（包括医保和自费在内的所有患者）。②选出常见病种：将每年实际发生数在 10 例以上的病种挑出作为常见病种进行分类、汇总，得出涵盖市区病例数 90%以上的病种 892 种。③以所筛选病种实际平均费用初步确定病种分值：各病种三年实际发生的次均住院费用除以固定的参数折合成分值。④专家纠偏后确定修正分值：将 892 个病种列表印发至定点医疗机构，让专家填写经验费用修正分值，得出"拟确定新分值"。⑤综合医疗机构反馈意见确定并公布病种分值：运用德尔菲法广泛征求信息，再次得出了"医疗机构修正后分值。"

（3）总额付费下的按病种分值结算办法与各定点医疗机构的结算方式

与各定点医疗机构的结算方式主要遵循以下规定。①年初预付：每年初依据上年度各定点医疗机构实际发生的费用总额，根据分级管理评定的医疗机构等级，按照不同等级医疗机构不同的比例预付资金。如 AAA 级定点医疗机构，年初按上年度基金发生费用的 12%预付资金，AA 级按 10%、A 级按 8%预付资金。②预算总量：年初，根据参保人数和缴费基数变化情况以及退休人员一次性缴费基金的分摊、利息收入等因素，参照往年资金使用情况测算出当年可分配的统筹基金总量。在提取 5%的综合调节金后（用于年终决算时调剂），将总量的 15%用于门诊特定项目，15%用于驻外转外人员的医疗费用，其余 70%作为定点医疗机构住院医疗费用可分配总额，按月进行分配。当月实际应付费用小于月统筹基金可分配总额时，按实际发生总额在各定点医疗机构中进行分配。③按月结算：按月结算的基本公式为：某医疗机构的医保偿付＝（可分配基金总量／期内总分值)×该医疗机构的当期分值-该院个人负担部分。④决算调整：年终根据当年统筹基金收入情况和门诊特定项目、驻外及转外人员医疗费用的超支或剩余情况，以及各医疗机构全年收治的危重病例、长期住院患者以及特殊材料的使用情况，结合服务协议履行情况，进行决算调整。

2. 总额付费下的按病种分值结算办法的配套措施

总额付费下的按病种分值结算办法的配套措施主要针对以下情况：①针对病情显著特殊、治疗情况特别复杂等情况，按出院第一诊断确定的分值偏差明显的病例；②同类病种中病情危重、救治费用较高、按分值结算差额较大的病例；③长期住院的精神病患者等病例；④心血管支架、心脏起搏器、骨科特殊材料等费用较高、容易造成滥用且难以控制的医用材料。同时，对定点医疗机构的病种分值对照情况纳入定点协议的监督管理机制。

（1）特例单议机制

针对病情显著特殊、治疗情况特别复杂等情况，按出院第一诊断确定的分值偏差明显的病例，由医疗机构申报后，每月组织医疗机构代表和专家共同审议，确定合理分值进行月结算。这一机制给重病、特病保留了空间，有效避免了推诿患者和分解住院等隐患的情况发生。

（2）病例合议机制

对同类病种中病情危重、救治费用较高、按分值结算差额较大的病例，在年终决算前，由专家重新确定适当的分值。

（3）长期住院患者补偿机制

对长期住院的精神病患者等病例在决算时，由专家评审确认合理的补助标准。

（4）特殊材料延付机制

对心血管支架、心脏起搏器、骨科特殊材料等费用较高、容易造成滥用且难以控制的医用材料，每月结算时不予考虑，推迟到年终决算时根据基金结余情况统一研究解决，使特殊材料的使用与病情需要相吻合。

（5）分值对照诚信机制

将病种分值对照情况纳入定点协议进行日常管理，对"诊断升级"和"高套分值"等在结算时采取相应的处罚措施。如对"诊断升级"和"高套分值"部分，首例首次误差不扣分；从第二次开始，于实际分值中扣除高出部分的50%；当月高套率超过20%的，除按上述扣除计算外，再从当月折算后的总分值中每例扣除30分。对查实的"分解住院"和"挂名住院"，以实际费用（或该病种当月分值平均费用）的三倍扣减结算费用。

（三）主要成效

总额付费下的按病种分值结算办法目前已将涵盖淮安市 90%以上病例的 892 个常见病、多发病病种赋予了相应分值，并通过建立分值折合、特例单议、危重病例合议、长期住院补偿、个人费用控制等配套机制，激励和约束医疗机构规范服务行为。总额控制下的按病种分值结算办法取得了以下主要成效。

1. 预算执行顺畅，总额控制科学合理

在一定的医保基金支出预算下，如何在各定点医疗机构间进行科学合理分解，是基金预算管理的重点和难点。参保人员就医的无序性决定了定点医疗机构住院患者的结构和数量总是在不断变化。一旦对医疗机构设置预算定额，在具体的定额指标刺激下，很难避免推诿患者或者降低住院标准行为的发生。以按病种分值结算时，在可分配的预算总额下，是以统筹地区的全部参保患者就医为结算依据，参保人员无论在哪一个医疗机构就医，从统筹地区整体来看，呈现的是此消彼长的关系。这就避免了对医疗机构分配定额指标出现的负面效应，医疗机构不用考虑患者增加而预算不宜追加，或患者减少而预算用不完的情况。基金预算管理的重点也从如何合理分解到医疗机构转变为根据医疗机构在一定时期内提供的医疗服务量来执行预算，这不仅确保了预算管理的严肃性和预算执行的顺畅度，还营造出各医疗机构公平竞争的氛围。

2. "同病同值"付费，激励约束导向鲜明

按病种分值结算办法的核心理念是同一疾病（病种分组）的诊治按同一分值结算医疗费用，即"同病同值"。当医疗机构间存在合理治疗与过度治疗的差异时，其实际产生的医疗成本（费用）也会有高有低，但从医保经办机构获得的医保偿付是同一分值，结算的费用是相同的。提供过度治疗的，只能获得比实际成本相对少的分配；而合理治疗的，可以获得比实际成本相对多的分配。医疗机构因过度治疗而增加的医疗成本支出并没有在结算时体现，反而流入了其他提供合理必要治疗的医疗机构，在机制上形成了对合理治疗的激励和对过度治疗的约束，从而促使医疗机构不断加强自身管理，调动其控制不合理医疗费用的积极性和主动性，避免过度检查、过度治疗，以低于平均分值的成本费用提供服务，营造合理施治、合理用药、"优劳优得"的氛围，让医患保三方利益趋于一致。

以淮安市 2015 年度三级医疗机构年度清算为例，有的医疗机构结付率达到 103.49%，而有的只有 96.1%。提供合理治疗的医疗机构，在医保费用全额结算的情况下还额外获得了 3.49%的激励，而结付率低于 100%的医疗机构则会分析原因，改进不合理的医疗行为，从而形成良性循环，使医保基金的使用更趋于合理。

3. 付费标准灵活，医疗机构认同配合

以分值作为医疗费用结付依据，其分值并不等于"费用"，只是体现不同病种间医疗费用的比例关系和用来进行加权分配的"权数"。当医疗费用受医疗服务价格调整、物价指数等因素影响而发生变化时，在医保基金"收支平衡，略有结余"的情况下，医保偿付的各病种具体费用也随之动态调整，体现了付费标准的灵活性。同时与按病种分值结算同步实施的配套机制充分考虑疾病治疗的复杂性和不确定性，在目前我国还没有一个成熟的、与疾病危重程度相关联的计付费标准的情况下，针对同一疾病因其危重程度直接影响治疗手段和方案，从而产生不同医疗费用（即特殊复杂病例或危重疾病治疗费用明显增高）的情况，通过每月组织专家特例单议、每年对危重病例进行审核等措施，对特殊复杂病例或危重疾病重新确定分值，这不仅消除了医生收治急危重症患者时的顾虑，也有效避免了推诿

患者和分解住院等行为的发生。

2015年，淮安市通过专家审核，对各医疗机构申报的特例单议病例、危重病例和长期住院病例修正分值，增补的分值占全年正常结算分值的16.93%。这些举措不仅避免了推诿患者和分解住院等行为的发生，还确保了医疗机构的医治质量，以实现医保管理及费用偿付的科学性和合理性。

4.保障绩效提升，医患保和谐共赢

医疗费用增速趋缓，医保基金略有结余。实施按病种分值结算以来，医保费用支出大幅增长势头得到抑制，在各地医疗费用普遍高增长的情况下，淮安市区城镇职工基本医疗保险住院次均医疗费用年均增幅仅为2.7%，远低于同期全国平均增幅。在医疗需求不断提升、住院人次增加、门诊特定项目占比提高以及保障标准不断提高的情况下，医保统筹基金实现了"收支平衡、略有结余"的目标，有效发挥了医保共济功能，有力维护了经济发展、社会稳定。医疗行为日益规范，经办管理转向宏观。在总额付费下的按病种分值结算办法的引导下，淮安市医疗机构形成了公平有序的竞争环境，合理治疗成为共识，各定点医疗机构主动优化管理，合理控制医疗费用，改变了以往医保基金较为紧张、医保患者费用普遍偏高的状况，并出现部分医保患者次均住院费用低于非医保患者的现象。医保经办管理也从具体的检查、治疗、用药审核转为宏观管理，不仅减轻了大量的医疗明细审核工作量，而且节约了管理成本，降低了管控难度，实现了医保经办管理由被动向主动、由微观到宏观的转变。保障绩效持续提升，患者权益有效维护。针对医疗机构在按病种付费、按病种分值结算中可能产生的转嫁费用给参保患者等情况，加大对个人负担的控制，通过签订定点服务协议，将不同等级医疗机构的个人负担比例约定在一定范围内，遏制医保目录范围外的药物和诊疗项目的使用，维护患者权益，降低个人负担。

2014年，市本级在每月结算中共扣除定点医疗机构超比例费用1172万元，占全年统筹基金支出预算的3.63%。同时通过提高统筹基金支付比例、降低乙类药品和诊疗项目自付比例、增加门诊特定项目病种、实施大病保险、对丙类药品限额报销、提高统筹基金最高支付限额（不设封顶线）等措施，升级保障功能，提升保障绩效。2014年，淮安市参保职工平均实际个人医疗费用负担比例（包括丙类等政策范围外的费用）仅为17.6%。"看病贵"得到明显改变，参保人员对医疗保险满意度达到99.5%。

（四）经验总结

1.增进理解认同是实施付费改革的基本前提

在按病种分值结算办法实施之初，医疗机构对此也存在顾虑和抵触。通过学习考察、邀请专家论证、组织医疗机构讨论、提请政府决策，不断加强医、保双方的沟通协调，增加互信，增强合作，最终形成共识：在医保基金入不敷出的情况下，只有改革付费方式，而按病种分值结算是较为先进、能够平衡各家利益的结算方式。具体实施过程中，确定预算水平、付费标准、结算的具体办法以及配套措施，并都得到医疗机构的认可，保证改革的顺利进行。

2. 形成激励约束是完善付费机制的核心内容

医疗费用控制的关键点在于医疗机构的管理，任何一种医保付费方式，只有形成对合理施治、合理用药、合理收费的有效激励，同时对不合理行为进行制约，才能激发医疗机构控制医疗费用的内在动力。按病种分值结算办法通过充分引入竞争机制，有效形成了互动式此消彼长的激励约束机制。

3. 畅通诉求渠道是妥善处理例外争议的有效支撑

根据日常管理中发现的问题和医患双方的合理诉求，建立长效性、可持续的调节机制，如此才能使结算模式更加合理完善。通过相继制定特例单议机制、危重病例合议机制、长期住院患者补偿机制等配套机制，使按病种分值结算办法在实施中更加趋于完善。

4. 多层次监管体系是规范医疗行为的关键环节

建立以医疗管理、稽核审计、医保驻医疗机构代表为主体的多层次监管体系，既各有侧重，又协同配合；完善指标体系，增加考核内容，加大对违规行为的扣分比例，并适时纳入协议的考核范围，使年度考核始终与结算办法相互配套、有效呼应；为减轻结算"后付"可能给医疗机构资金周转带来的困难，建立预付"周转金"制度，依据上年度各医疗机构基金发生总额的一定比例预付周转金，使医疗机构不再"无米下锅"。

5. 运作公开透明是构建医保和谐的根本保证

在预算总额、筛选病种、确定分值、特例单议和年终决算时，邀请医疗机构代表和有关专家全程参与，保证信息公开、流程通透，如对病种和对应分值的确定，经过三轮次的反馈和专家评审，确保病种覆盖更加全面广泛，分值形成更加科学合理。每月结算时，病种的分值由结算系统自动生成，同时由医疗机构进行互审，以交叉审核确认分值，随机抽取医疗专家进行特例单议，结算数据适时公布等。

（五）推广价值与注意事项

相对于其他医保付费方式，总额付费下的按病种分值结算办法特色在于：一方面，通过编制年度基金收支预算确定医保统筹基金可分配总量，但并不分解或确定各定点医疗机构具体的定额指标；另一方面，不同病种按不同分值计算医保偿付额，但具体付费标准又是动态调整的。总额付费下的按病种分值结算办法较好地处理了"医疗服务管理缺乏规范，费用难以控制，支出压力只增不减"的矛盾。淮安市实施总额预付下按病种分值结算具有如下在全省推广的经验与作用。

1. 实现医保基金以收定支，解决医保基金收支平衡的问题

总额付费下的按病种分值结算办法及其配套措施，实现以"分值"代替"金额"，相当于是进行加权分配的"权数"，改变了特定病种与费用额度之间的直接对应关系，以分值单

价计算定点医疗机构实际取得的分值，根据其分值总额明确定点医疗机构的基金收入，从而实现了总额预付下的医保基金对定点医疗机构的客观分配。总额付费下的按病种分值结算办法在总额一定的情况下，同一病种医疗费用较低则补偿就相对较多，形成相互约束、竞争机制。

利用总额付费下的按病种分值结算办法，遏制人均住院费用持续快速上涨的势头，扭转医保管理的被动局面，使医保基金的"收支平衡、略有节余"成为可能。在医疗服务需求不断提升、住院人次增加、门特项目占比不断提高的情况下，实现医保统筹基金"收支平衡、略有结余"，有效发挥了医保基金的共济功能。

2. 保障参保人获得基本的费用补偿，保证定点医疗机构得到合理的医疗偿付

实施总额付费下的按病种分值结算办法的目的在于控制医疗费用的快速上涨，但这不代表着个人所得补偿下降，对参保人的保障水平必须得到保证，降低起付线，提高报销比例和封顶线，对不同等级的医疗机构签订定点服务协议，将个人负担比例约定在一定范围，遏制医保目录范围外的药物和诊疗项目的使用，以此提高患者的实际报销比例。

对病种和费用进行精确核算，对不同等级医疗机构建立不同的分值系数，以确保定点医疗机构所得补偿合理。加强医疗机构管理，激发医疗机构控制医疗费用的内在动力，形成合理施治、合理用药、合理收费，对不合理行为进行制约。按病种分值结算办法有效形成了此消彼长的激励约束机制，营造了合理施治、合理用药、"优劳优得"的氛围。

3. 实施总额预付下的按病种结算，形成医、保、患三方共存、制约、和谐的生态链

对参保患者而言，总额付费下的按病种分值结算不仅没有因医疗费用的控制而增加医疗的经济负担，反而以减轻个人医疗经济负担为根本目的，提高了医保基金的使用效率。对医疗机构而言，"同病同值"倡导医疗机构进行合理治疗，减少过度治疗，过度治疗只会获得比实际成本相对少的分配，医疗机构因过度治疗而增加的医疗成本支出并没有在结算时体现，反而流入了其他提供合理必要治疗的医疗机构；对医保机构而言，在管理机制上，大大减轻了医保经办机构的医疗明细审核工作，避免了医疗信息不对称所带来的矛盾，达到总量控制下对医疗机构的管理，淡化了医疗保险目录的管理要求，管理层次由微观上升到宏观。实施总额付费下的按病种分值结算，逐步形成一条医、保、患三方共存、制约、和谐的生态链。

第七章　研究发现与政策建议

第一节　主要发现

（一）卫生筹资再分配效应结果的主要发现与结论

1. 江苏省卫生筹资再分配效应总体情况

2008～2018 年，江苏省卫生筹资再分配未能有效缩小我国贫富家庭之间的收入差距。从卫生筹资垂直公平上看，公平程度在 2008～2013 年上升，但在 2013～2018 年下降。从水平公平上看，公平程度在 2008～2013 年下降，但在 2013～2018 年上升。

就具体的卫生筹资渠道而言，直接税具有正向的卫生筹资再分配效应，而与之相反，间接税的卫生筹资再分配效应为负值，对低收入人群不公。基本医疗保险，包括城镇职工基本医疗保险、城镇居民基本医疗保险和新农合（2016 年之后逐渐整合为城乡居民基本医疗保险），卫生筹资再分配效应基本上为负值（2018 年城镇职工基本医疗保险筹资再分配效应为正值），说明我国社会基本医疗保险在发挥收入再分配职能方面需要进一步完善。OOP 在城市地区和农村地区的所有年度均为负值，表明 OOP 的卫生筹资方式将会拉大低收入人群和富裕人群的收入差距，导致社会收入不公平加大。

就卫生筹资渠道的累进性而言，城市和农村的直接税均呈现很高程度的累进性，能够发挥较好的"均贫富"作用；但是间接税呈现累退性，将拉大低收入人群与富裕人群的差距。

各种类型的社会基本医疗保险筹资基本呈现累退性（2018 年城镇职工基本医疗保险筹资为累进）。其中，新农合、城镇居民基本医疗保险和城乡居民基本医疗保险采用等额筹资方式，导致低收入人群筹资额度相对于其可支付能力比例较高收入人群更高，因此呈现累退分布；从 2008~2017 年 OOP 的筹资结果来看，除 2018 年城市地区外，OOP 都不是累退分布的，但是需要注意的是，不同于前述预付制筹资渠道，OOP 为现付制，仅能为筹资个人购买医疗服务，而低收入人群筹资比例低于富裕人群的重要原因在于其筹资能力不足而无法购买医疗服务，这实质上是一种卫生筹资的不公平。

2. 直接税卫生筹资呈现利低收入的收入再分配效应，最具公平和先进性

江苏省直接税卫生筹资方式均表现出利低收入的收入再分配效应，这主要是因为直接

税是一种累进性的筹资方式，相对于可支付能力，高收入人群比低收入人群承担更多的卫生支出，是先进的和最公平的卫生筹资方式。本研究测算的直接税主要是个人收入调节税，我国个税设立的初衷就是减小初次分配带来的人群收入上的贫富差距，具备"均贫富"的职能。我国个人收入调节税采用累进税率，个人收入越高，个体需要交纳的税收就越高，这样通过再分配以缩小贫富差距。然而，随着就业人口收入的不断增加，将会有越来越多的工薪族成为纳税人，原先设定的个税起征点就会弱化甚至是丧失调整收入差距、维持社会公平的性质。因此，只有适时合理地调整个人收入调节税起征点，才能确保直接税进行社会财富再分配的职能。

3.间接税卫生筹资呈现累退

江苏省的间接税卫生筹资收入再分配效应，这主要是由于其本身就是一种累退的筹资方式。对于垂直不公平，主要是因为人们日常生活所接触的间接税主要是增值税和消费税，消费税具有累退性，家庭越拮据，用于生活消费品的支出占可支付能力的比重就越高，间接税卫生筹资倾向低收入人群的分布符合现实情况。增值税和消费税的累退性一方面与其本身征收的办法及税率的相对稳定性有关，另一方面是由于农村家庭的消费性支出中含有自产自用部分，这部分产品不缴纳间接税，但是对这部分数据进行剥离非常困难。同时，增值税作为间接税的主要构成部分，税率比较平均，因此，与可支付能力分布相比，间接税的分布略微向低收入人口倾斜。对于卫生筹资水平不公平，这可能是相同收入家庭消费模式不同导致的，因为本研究中食品税和其他消费税采用的税率不同。对于这种相同收入家庭不同间接税支出的差异是否认为是一种不公平，这主要取决于政策决定者的认识。

4.谨慎解释 OOP 筹资的伪"公平性"

OOP 是对医疗服务利用现付，必然决定 OOP 本质上的累退特性。国外学者对越南等案例国的研究也得出一致结论（Wagstaff and van Doorslaer，2003）。但是，由于自付特性，当医疗卫生费用由个人承担时，家庭的经济条件会在很大程度上影响个人是否寻求医疗服务以及接受多少服务量，这样因为经济状况较差的家庭延迟利用服务，或放弃利用服务，使得部分群体的医疗服务需要被抑制从而避免费用发生，而高收入人群正常地利用服务而支付较多费用，OOP 呈现累进结果，掩盖了 OOP 筹资机制的不公平性的本质，分析时对此需要加以注意。

（二）城乡居民基本医疗保险制度整合的主要发现与结论

1.城乡居民基本医疗保险整合进度不一，居民医疗保险统筹层次较低

江苏省 13 个地级市经济状况各异，医疗水平存在差异，各地级市所采取的具体的医疗保险政策根据自身情况而定，覆盖城乡居民的基本医疗保险制度逐渐从二元割裂的城镇居民基本医疗保险和新农合整合为城乡居民基本医疗保险，随之统筹层次从区县级统筹发展到地市级统筹。各个地级市整合进度不一，经济水平较为发达地区的城乡居民基本医疗保险已趋于成熟，但对于一些地理区域面积较大、城乡差异大的地级市，其城乡居民基本医

疗保险尚处于起步阶段，且各地级市内整合仍具有差异性；在市辖区层面城镇化率高、城乡差异小、医疗资源丰富且配置合理，城乡居民基本医疗保险的整合已初步实现，但所辖县市与之整合进度不一。例如，无锡在城乡居民基本医疗保险整合时，无锡市辖区内 2012 年实现整合，但宜兴、江阴分别在 2015 年、2016 年实现。整合进度不一、统筹层级低所导致的问题主要有以下几点。

1）城乡居民基本医疗保险保障待遇具有差别，保障标准和保障水平不一，对城乡居民基本医疗保险参保人而言公平性低。

2）社会医疗保险以大数法则为依据，参保人数多、基金量充足，抵御风险能力强。随着城乡居民基本医疗保险整合、统筹层次提高，基金池扩大，这对参保人而言抵抗风险能力有所提高，但目前仍被江苏省城镇居民基本医疗保险的现状限制。

3）不利于城乡居民基本医疗保险制度的管理与异地就医的发展，因城乡居民基本医疗保险整合，经办机构和制度落实都在过渡阶段，城乡居民基本医疗保险管理体制的调整、管理工作的衔接导致管理相对混乱。地级市内差异导致筹资和报销不一致，进而导致异地就医报销结算困难。

2. 城乡居民基本医疗保险参保率高，基本达到全民覆盖

截至 2018 年初，江苏省城乡居民基本医疗保险整合情况为：在经办机构层面，13 个地级市基本已经实现整合，但未完全落实到制度实施层面。因此，江苏省居民医保仍为城乡居民基本医疗保险、城镇居民基本医疗保险和新农合三者并行，但三种医疗保险的参保率在2015～2017 年均保持在98%以上，基本达到了全民覆盖的目标，但仍存在重复参保的情况。由于参保居民道德风险等原因，导致医保基金、医疗资源的浪费。因此，城乡居民基本医疗保险整合过程中，应做到应保尽保，全面覆盖，避免重复参保。

3. 城乡居民基本医疗保险的个人筹资负担下降，财政负担压力增大

江苏省城乡居民基本医疗保险实行个人缴费与政府补助相结合的筹资方式。在城乡居民基本医疗保险的整合过程中，政府对城乡居民基本医疗保险的支持力度不断加大，主要表现为个人筹资占筹资标准的比例下降，而政府筹资占筹资标准的比例上升。随着筹资标准的提升，个人筹资的年平均增长速度低于政府筹资的年平均增长速度。城乡居民基本医疗保险的政府筹资也达到了全国对城乡居民基本医疗保险筹资的监测要求，人均 450 元以上。目前存在的主要问题是：①从个人筹资负担上看，新农合、城镇居民基本医疗保险、城乡居民基本医疗保险依次增加，因此在城乡居民基本医疗保险整合后，势必会增加对农村居民的筹资压力，协调农村地区和城市地区的筹资负担是城乡居民基本医疗保险整合的重点工作；②随着城乡居民基本医疗保险的不断整合，城乡居民基本医疗保险个人筹资占筹资标准的比例明显下降，但政府补贴不断提高，增加了政府在医疗保险的财政预算，进而增加了财政收入的压力，如何平衡个人筹资负担和减轻财政收入压力，是城乡居民基本医疗保险政策可持续发展的重要挑战之一。

4. 城乡居民基本医疗保险保障待遇城乡差距大，整合前后差异大

环境、生活状态、健康需要等的飞速变化导致居民对医疗资源的需求不断提升，其在医疗方面的支出也随之增加。江苏省居民住院总费用和门诊总费用的年平均增长速度，均大于其政策范围内住院费用的年平均增长速度和基金实际支付费用的增长速度。但整合后的城乡居民基本医疗保险住院费用政策报销比例高于75%，住院费用实际报销比例也高于50%。相关配套政策，如城乡居民基本医疗保险管理办法中关于保障待遇也在不断提高：2017年城乡居民基本医疗保险、城镇居民基本医疗保险和新农合的门诊实际报销比例均在30%以上。住院和门诊的保障水平的变化存在差异，对住院保障水平的差异进行分析。

在城乡居民基本医疗保险整合过程中，住院保障水平存在的问题主要有以下几点。①城乡居民基本医疗保险整体呈现政策报销比例稳步提升、实际报销比例总体下降的趋势，根本原因是医保管理办法规定的保障待遇提升，但基金实际支付的住院费用的增长仍难以与快速增长的住院费用相匹配：一是住院费用超过封顶线；二是在住院服务过程中，医保外诊疗服务项目、医保外用药，或虽在医保目录内但报销比例低的诊疗服务项目使用较多，个人自付费用增加，报销费用相对减少，实际报销比例降低。②城乡居民基本医疗保险的政策报销比例在2016年降至最低，实际报销比例也在2016年快速下降，原因是3个地级市开始城乡居民基本医疗保险整合，使得2015年仅苏州整合的城乡居民基本医疗保险所代表的政策报销比例、实际报销比例下降，这说明：一是政策报销比例和实际报销比例在各个地级市之间差异大，保障水平不均衡；二是在整合过程中，医疗保险运行不平稳，导致保障水平波动。③医疗保障水平在城市与农村间存在较大差异，新农合的政策报销比例和实际报销比例均低于城镇居民基本医疗保险的政策报销比例和实际报销比例，特别是在2015年城乡居民基本医疗保险整合前报销比例的差异更大，城乡之间保障卫生筹资水平不公平性显著。

在城乡居民基本医疗保险整合过程中，门诊保障水平存在的问题主要有以下几点。①与住院报销情况相反，在门诊费用报销中，新农合实际报销比例高于城镇居民和城乡居民实际报销比例，导致这一现象的原因有：一是新农合门诊封顶线高于城镇居民基本医疗保险门诊封顶线，门诊费用报销部分更多；二是农村居民距离区县级医院或地级医院较远，一般选择就近就医，基层医疗机构门诊政策报销比例高于非基层医疗机构；三是城镇居民人均可支配收入较高，对诊疗服务项目和药物的购买力更强，对非医保目录内诊疗项目和药物，或医保目录内报销比例较低的诊疗项目和药物购买意愿更强，个人自付增加，报销费用降低，实际报销比例下降。②城乡居民基本医疗保险整合后，城乡居民参保人门诊费用显著下降：一是为协调整合的衔接过渡，政策所规定的门诊保障待遇提高，二是农村居民的政策报销费用合并进入城乡居民基本医疗保险的实际报销费用范围内。③通过实证分析，保障不公平性表现为：高收入群体能得到更多的补偿费用，医疗费用的补偿更倾向于特定参保人群。

保障待遇是医保制度的核心组成部分。城乡居民基本医疗保险的保障效果除对参保人在发生门诊、住院费用时减少自付费用，提供经济保护以外，对引导患者就医选择从而合理分流患者也有重要作用，从而达到利用医保杠杆推动分级诊疗建设的目标。例如，苏州

市对家庭医生签约和非签约的医疗机构的门诊报销比例分别为 60%和 40%，使得参保患者在就医时更倾向于选择签约的基层医疗机构；无锡市对是否办理转诊手续向上转诊至高级别医疗机构所发生的住院费用报销比例进行区分，未转诊的报销比例是转诊的 1/2。同时，城乡居民基本医疗保险的报销比例在一级、二级、三级医疗机构依次递减。通过以上措施，引导患者首先选择基层医疗机构就诊，有必要向上转诊时，再前往更高级别的医疗机构就诊，有利于"基层首诊、双向转诊、急慢分治、上下联动"的分级诊疗制度的顺利推进。

5. 城乡居民基本医疗保险基金支付增长过快，实际补偿水平未跟上

城乡居民基本医疗保险整合过程中基金管理的问题表现为：城乡居民基本医疗保险基金收入和支出均表现为逐年上升，结余略有不足。基金收入主要来源于居民个人缴费、政府补助及基金利息收入等。为与医疗资源需求相匹配，支出的增加势必导致扩大基金收入，随之给个人带来缴费负担，也给政府施加了财政负担。同时，医保基金的支出并未提高实际补偿水平。控制医疗基金的支出总额在于通过总额控制医保基金的支出，提高医疗资源的利用效率，以较少的卫生费用支出达到同等医疗卫生效果。在控制收入和支出的基础上，建立基金监督管理制度，做好基金使用的监督管理工作，做到"以收定支，收支平衡，略有节余"。

6. 城乡居民基本医疗保险运行效率提升，管理水平各城市间差距大

2015~2016 年，江苏省城乡居民基本医疗保险整体运行效率有所提升，在整合过程中基本实现有序过渡、平稳对接。目前存在的主要问题包括：①城乡居民基本医疗保险基金利用率偏低，所能提供的门诊诊疗服务、住院服务待遇支出——包括住院、门诊、门诊特别医疗项目等的报销比例——仍然不足；②城乡居民基本医疗保险在发展过程中不能只注重规模，应在提供实际参保人足量医疗服务和费用补偿的情况下，减少医疗资源和医保基金的浪费，而不是盲目扩大规模；③地级市之间，运行效率差距大。达到投入-产出最优组合的地级市多集中于苏南地区，如无锡、苏州、常州。此类地级市经济发展水平高、医疗资源相对充足。2015~2017 年，南通在整合城乡居民基本医疗保险的过程中运行有效，过渡平稳。苏北地区淮安市在城乡居民基本医疗保险运行中采用了总额预付制度，积极探索支付方式改革，运行效率较高。

（三）城镇职工基本医疗保险运行的主要发现与结论

1. 城镇职工基本医疗保险基本实现地市级统筹

截至 2017 年第三季度，江苏省 13 个地级市中，有 11 个地级市实现城镇职工基本医疗保险地市级统筹，占比达到 84.61%。

2. 城镇职工基本医疗保险参保率高，基本达到全民覆盖

截至 2017 年第三季度末,江苏省城镇职工基本医疗保险参保率总体维持在较高水平，存在部分地区无法实现 100%的全面覆盖，在参保过程中应做到应保尽保，全面覆盖，避

免重复参保。

3.城镇职工基本医疗保险筹资公平性仍需进一步完善

由于城镇职工基本医疗保险按职工工资水平的一定比例参保缴费，随着工资水平的逐年上升，职工的缴费额也在增加。国家按工资水平的 2% 的相同标准让参保人个人缴费，然而高收入人群按此比例进行费用缴纳不会产生经济负担，而低收入人群即使缴纳较少额度的保费，也意味着要挤占基本生活开支的一部分，从而会对自己造成相对较高的经济负担。此外，用人单位缴纳工资总额的 8%～9% 作为基本医疗保险费，其中的一部分划入个人账户，这对不同收入水平的人群，特别是对低收入人群也是不利的，因为不同单位的经济效益差别较大。

4.城镇职工基本医疗保险保障待遇公平性尚需提升

个人账户主要是用来支付门诊费用、起付线以下费用以及统筹基金支付段中个人自付的医疗费用。统一的起付线对于高收入的阶层来说是毫无压力或压力很小的，因为他们个人账户中资金充裕，而且自付能力强。但是，对于低收入人群而言，起付线标准过高，此类人群的个人账户资金少，导致部分人群即使享有医保也难以享受足额的医疗服务，造成高收入人群和低收入人群卫生服务利用的较明显差异。

5.基金统筹账户的基金支出逐年下降，结余率比较适宜

从整体上看，2015～2017 年江苏省城镇职工基本医疗保险的基金支出的增速低于基金收入的增速，且基金支出所占比例实现逐年下降。基金结余在三年间维持在 10%～15%。但从江苏省 13 个地级市来看，在基金支出方面，存在部分地区基金支出大于基金收入的情况。在基金结余中，截至 2017 年第三季度，江苏省一部分地级市基金结余率超过 20%。

6.三级医疗机构承担患者多

城镇职工基本医疗保险参保职工就诊倾向为三级医疗机构，门诊占比为 30%～40%，住院所占比重接近 60%，导致城镇职工基金流向也集中于三级医疗机构一方。一级医疗机构基金占比为 10% 左右，二级医疗机构基金占比为 20% 左右，城镇职工基本医疗保险资金在各层级医疗机构中分配的均衡性较差。

（四）医疗保险制度衔接的主要发现与结论

1.社会基本医疗保险的内部衔接

（1）社会基本医疗保险基本达到人口全覆盖

江苏省城乡居民基本医疗保险和城镇职工基本医疗保险的参保率均达到 95% 以上，其覆盖对象分别为城镇非从业居民、农村居民和城镇从业居民，从保障范围和覆盖对象来说，两者均实现了全民覆盖。全民覆盖是实现全民医保的基本要求。

（2）城镇职工基本医疗保险与城乡居民基本医疗保险筹资和保障均差异较大

城镇职工基本医疗保险与城乡居民基本医疗保险的筹资机制并不相同。城乡居民基本医疗保险的筹资机制属于社会筹资，通过个人和国家补助形成基金池，而城镇职工基本医疗保险的筹资通过雇主、个人和政府共同实现，相对于城乡居民基本医疗保险，城镇职工基本医疗保险的筹资水平较高，基金抗风险能力和救助共济性也随之提高。但这对于职工个人而言，个人收入、单位收益等因素均会影响筹资水平，筹资公平性较低。

筹资机制的差异导致城乡居民基本医疗保险和城镇居民基本医疗保险保障水平不一致，城镇职工住院实际补偿高于城乡居民基本医疗保险。在门诊补偿方面，城乡居民基本医疗保险补偿费用在高收入群体内较为集中，城镇职工基本医疗保险医疗费用补偿更倾向于低收入群体。

（3）城镇职工基本医疗保险与城乡居民基本医疗保险运行管理有一定差距

考察城镇职工基本医疗保险与城乡居民基本医疗保险运行管理，主要从总体运行效率、基金运行、支付方式、异地就医直接结算四个方面分析两者现存差异。

1）就总体运行效率而言，城乡居民基本医疗保险系统运行效率随着整合逐步提升，而相对起步早、经验较为丰富的城镇职工基本医疗保险系统运行效率小幅下降，且城乡居民基本医疗保险的运行效率有效单元个数大于城镇职工基本医疗保险的。主要原因在于城镇职工基本医疗保险在扩大覆盖面的同时，在一定程度上盲目扩大自身规模，导致医疗资源和医保基金的浪费，投入与产出不符合。但城镇职工基本医疗保险较城乡居民基本医疗保险在各地级市运行效率分布相对平均。

2）就基金运行而言，城镇职工基本医疗保险相对于城乡居民基本医疗保险比较成熟，结余率较高，这也与城镇职工基本医疗保险筹资标准高于城乡居民基本医疗保险有关，基金收入相对更加充足。

3）就支付方式而言，城镇职工基本医疗保险和城乡居民基本医疗保险均已全面展开支付方式改革，建立复合型支付制度。

4）就异地就医直接结算而言，城镇职工基本医疗保险省内异地就医和跨省异地就医均已达到全省覆盖，其水平显著高于城乡居民基本医疗保险，尤其在跨省就医直接结算方面，城乡居民基本医疗保险相对薄弱。

2. 社会基本医疗保险和补充保险的衔接

城乡居民大病保险作为社会基本医疗保险的补充险种，在制度设计上已经较为完善，各政策参数设置包括保障对象、筹资标准、保障范围、补偿比例、报销程序等均较为合理，但两者均有待完善的空间。

1）大病保险作为社会基本医疗保险的拓展与延伸，与社会基本医疗保险一致属于政府负责、强制参与，属于社会医疗保险范畴，从社保基金中提取资金，且不额外征缴费用。如城乡居民基本医疗保险累计结余丰富，提取基金支付，既缓解了大病患者疾病经济负担，也充分利用了医保基金，但随着大病保险基金支付和赔偿的增加，且城乡居民基本医疗保险门诊和住院费用补偿增速愈发跟不上参保人实际发生费用增速，城乡居民基本医疗保险在基金支付方面存在风险。

2）大病保险的实际报销比例已上升至 65% 以上，而基本医疗保险实际报销比例在 50% 左右，城乡居民大病保险使大病患者经济可及性提高，释放了患者的就医需求，但随之带来了道德风险，这些道德风险主要来自于：一是定点医疗机构，信息不对称、大病患者病情复杂，导致疾病治疗的不确定性；同时，医疗服务价值体系不甚合理，可能导致不规范诊疗行为的发生。二是参保人员，在实施大病保险后，自付费用比例下降，导致参保人员就医行为的改变，过度利用医疗服务的可能性增加。三是商业健康保险机构，商业健康保险公司的营利性与大病保险的公益性存在矛盾，在大病保险的承办过程中如果出现利润率偏低甚至亏损时，保险公司可能会损害参保人员的利益，降低补偿额度或补偿比例。

3）对低收入群体而言，起付线偏高，医保目录外产生医疗服务的不可报销费用较高，除直接疾病经济负担外，直接非医疗经济负担和间接经济负担等，均导致大病患者经济负担过重。

另外，疾病应急救助制度同样作为社会基本医疗保险的补充险种，也存在着自上而下的分级筹资不完善、保障范围和水平有限，以及由于缺少个人自付和过度医疗所带来的道德风险等问题。

第二节　政　策　建　议

（一）合理调整城乡居民卫生筹资机制

1. 发挥政府筹资主体作用，强化直接税收的再分配功能

对于卫生领域的政府投入，最重要的是政府部门应该树立公共财政的理念，这样财政预算和支出结构才会更加反映民意，向民生工程倾斜。政府卫生支出的投入来源主要依赖于税收，以 2018 年为例，江苏省税收收入间接税高达 71.22%，直接税仅为 28.78%。但是，作为卫生筹资的一种手段，直接税要比间接税公平得多，更能实现劫富济贫的收入再分配效应。直接税税负不易转嫁，对收入分配的调节作用明显。间接税与居民的消费直接相关，往往具有累退性。但目前政府税收收入主要依靠间接税，直接税比重较低。政府应该调整税收构成，加强直接税在财政收入中的地位，让百姓切实感受到税收再分配的利益。这样在卫生筹资领域，税收的筹资方式也可以更好地发挥收入再分配作用。同时，江苏省财力雄厚，对卫生投入还有上升空间，政府部门需加大卫生投入，进一步实现整个卫生系统筹资的公平性。

2. 完善社会医疗保险制度，保障人群的医疗服务利用

随着全民医保制度的推进，江苏省人群覆盖已接近 100%，需要在此基础上进行医保制度整合，减少医保碎片化，因为单一的统筹基金具有更高的使用效率和更强的风险抵御能力。但是需要明确的是，即使整合了城镇居民基本医疗保险和新农合，对于其筹资政策也需要进行改进。现在筹资的标准由于城乡居民基本医疗保险无论穷富，都采用固定的参合标准，筹资会出现累退特征，建议可以结合参合家庭经济状况，采用分级的缴费标准或者

按照城镇职工基本医疗保险，以家庭收入的固定比例筹资，这将有助于提高筹资的先进性，但是需要处理好区别缴费可能影响富裕群体参保积极性的问题。这一做法可以借鉴德国的经验。德国的农村保险对待农民与对待职工一样，医疗保险资金的筹措采用共同经济承担原则，即每一位农民应该按照自己的经济能力缴纳一定的医疗保险费。高收入者多交，低收入者少交，但所有参保人获得的医疗保险服务是无差异的。在具体做法上，德国医疗保险机构按照收入替代标准，为农民确定20个级别的保险缴费等级，每一个等级有相应的保险费数额。

3. 降低个人现金卫生支出，提高人群医疗服务利用公平性

根据国际研究结果，预付制在卫生筹资中所占比重与卫生筹资公平程度呈正相关，预付所占比重越大，卫生筹资公平性越好，现付在卫生总费用中所占比例越高，卫生筹资的公平程度越差。在经济发展水平较低时，政策制定者在决定筹资问题时，优先考虑的是如何筹集和动员更多的资金和资源用于卫生事业，因此可能会较多地依赖OOP，但随着经济的发展，决策者应该重视公平问题，并逐渐实现筹资结构从现付到预付的转移。自2010年以来，江苏省OOP占卫生总费用比重虽呈下降趋势，卫生筹资对OOP的依赖程度在减弱，但相对于中高收入国家，其OOP比重仍较高。只有真正降低OOP所占比重，切实减轻直接医疗负担，才能解决人群因为经济困难放弃利用医疗卫生服务的问题，提高人群医疗服务利用的公平性。

（二）有序整合城乡居民基本医疗保险

1. 有序整合城乡居民基本医疗保险，提高城乡居民基本医疗保险的统筹层次

2018年，江苏省各地级市均已出台整合城乡居民基本医疗保险后的居民医疗保险管理办法，但制度在制定、落实、产生效果的过程中，需要对经办机构、医保基金、医保目录等各层面进行整合，既要考虑城乡之间的固有差异，也要保证城乡之间的公平性，加强整合前后的衔接，确保工作顺畅接续、有序过渡。

随着城乡居民基本医疗保险整合，医保基金管理逐步统一，提高城乡居民统筹层次，进一步提高医保基金收入，加强医保基金抵御疾病经济风险的能力，提高城乡居民基本医疗保险的互助共济性和收入的合理再分配。同时，统筹层次的提升也促进了城乡居民基本医疗保险的统一管理。

2. 统一筹资标准，建立稳定的城乡居民基本医疗保险筹资机制

在城乡居民基本医疗保险整合过程中，根据各地级市的经济发展水平，调整城乡居民基本医疗保险的人均筹资和政府筹资的分摊比例。人均筹资水平与地级市人均可支配收入的水平相一致，政府筹资与当地财政收入相匹配，在保险精算的基础上，制定稳定可持续的筹资机制。城镇居民基本医疗保险和新农合的人均筹资有一定差距，在向完全统一的筹资标准过渡前，可设置不同的缴费档次，根据个人意愿选择不同的缴费档次，实施多层次的缴费水平。

3.统一保障待遇，提供公平的城乡居民基本医疗保障

遵循收支平衡、保障适度的原则，逐步统一保障范围和待遇水平，增强城乡居民基本医疗保险的保障公平性，在基金收支平衡、政府可承担的前提下，降低起付线、提高报销比例和封顶线，参保居民住院费用政策报销比例在75%左右。完善门诊统筹，对门诊小病、多发病、慢性病等在定点医疗机构就医时发生的门诊费用，基金支付比例不低于50%。

在提高政策补偿比例的同时，扩充城乡居民基本医疗保险诊疗目录和药物目录，提高目录内诊疗服务和药物目录的报销比例，这样有利于缩小政策范围内补偿比例和实际补偿比例的差距，不仅可减轻居民就医的疾病经济负担，同时还可满足居民对基本医疗服务的需求。

作为分级诊疗的支撑性保障制度，城乡居民基本医疗保险制度应发挥保障水平对患者流向的引导作用，促进基层首诊，产生更高层次的就医需求时再向医院流动。对患者而言，医疗经济负担降低；对医院而言，符合自身定位。

4.设立统一的基金管理账户，坚持"以收定支，收支平衡，略有结余"的原则

整合城乡居民基本医疗保险，设立城乡居民专有基金账户。基金做到账户专有、独立核算，实行收支两条线。基金使用遵循"以收定支，收支平衡，略有结余"的原则，采取以总额预付为核心的复合型支付方式控制医疗费用的增长。建立监测机制，对基金的收支实行动态监测，保持当年结余率在10%以内。落实基金监管的管理办法，将精确预算和严控支出相结合，做好城乡居民基本医疗保险整合过程中基金安全完整、平稳运行。

5.合理配置医疗和医保基金资源，提高城乡居民基本医疗保险的效率

通过各种渠道，在应保尽保、充分保障的前提下，减少医保基金的浪费。从后付制转变为预付制，实现总额控制下基金的合理分配。在此基础上推进支付方式改革，展开按病种付费、按服务项目付费等方式，在总额一定的情况下，同一病种费用低的医院所得补偿相对多，形成医院间相互约束的竞争机制，降低医疗费用，从而减少无效支出。

缩小江苏省内地级市间的差距，对医疗资源相对匮乏、医保基金供给不足的地级市，根据自身实际情况，采取多种方式，如加大政策扶持、加快支付方式改革、调整城乡居民基本医疗保险规模等来提高运行效率。

（三）平稳运行城镇职工基本医疗保险

1.拓展城镇职工基本医疗保险覆盖面，实现城镇职工基本医疗保险全覆盖

实现城镇职工基本医疗保险全覆盖，一是帮助城镇职工，尤其是对那些因企业破产或者改制而被迫下岗退休的职工树立参加医疗保险的意识，做好参保工作，其意义重大；二是对那些自由工作者、外来工、个体商户、私营企业、非公有制经济组织的职工等未参保人员的医疗保险问题集中解决，对低收入人群和弱势人群给予一定的优惠补偿，确保这些人员能有足够的资金来源来参加医疗保险。

2. 根据实际情况调整个人账户的划拨比例，促进城镇职工基本医疗保险筹资公平性

从卫生筹资公平性出发，个人账户的划拨比例应根据实际情况加以调整。对于经济发达地区，个人经济承受能力相对较好，应多划拨个人账户，向个人积累制转移，并相应提高自付比例，更多地体现个人自保责任；对于经济不发达地区，个人经济承受能力较差，应少划拨个人账户，并相应地降低自付比例，更多地体现国家责任。同时对于单位缴费部分，应当综合考虑缴费标准的同一性和低收入人群的特殊性，即单位缴费部分可以向低收入者适度倾斜。

3. 制定适宜的医疗保障政策，实现城镇职工基本医疗保险的可持续发展

我国实行的城镇职工基本医疗保险以保障基本医疗服务为主体，虽然在不同的社会经济发展水平上应有不同范围，但无论何时，基本医疗服务不应该包括特需服务、高档医疗消费等大多数人不需要，也消费不起的服务项目。保障的范围应当与当地的经济发展水平相适应。另一方面，在保障程度上，既应避免过去公费医疗、劳保医疗报销的范围过宽、个人负担过低的问题，也应当避免保障程度过低、个人负担过重的问题。因此，必须准确测算医疗消费水平，根据筹资额度，制定相应的补偿比例，实现医保基金"以收定支，收支平衡，略有结余"。合理的基金结余可以促进医保基金的滚动发展，逐步提高抗风险能力，实现医保制度的可持续发展。但结余的比例不宜太高，过高的结余是以损失参保人或供方利益为代价的。

4. 建立对医保及社保部门的监控机制，控制医疗费用的快速增长

现在由于医疗费用在快速上涨，出现了一系列的社会问题，所以为了控制这一现象，首要的是要加大财政在医疗方面的支出，政府也应当制定相应的收费标准，根据国民收入水平，制定合理的统一收费标准，避免出现乱收费的现象。具体措施包括监管部门定期到定点医院及定点药店进行监察，审查医保基金的使用情况；建立由独立的第三方组成的监督机制，充分发挥公众和媒体的监督力量；加强对医保基金的管理，保障统筹基金的支付能力；制定出严格的监督管理办法，严肃处理违规用药、违规收费等现象。

5. 加强社区卫生服务的建设，提供多层次的医疗保障服务体系

为了打破医院对社会保障体系的垄断局面，建立相应的社区卫生服务设施，形成多层次的医疗保障服务体系，从而形成竞争机制，促进卫生资源的合理分配，给城镇职工在医疗方面提供更多选择。但是，目前人们在就诊时还是习惯于到综合性医院就医，因此，需要政府通过对社区卫生服务站进行宣传、为社区卫生服务站提供技术指导等措施，鼓励社区卫生服务建设，强化多层次医疗保障体系的建设。

6. 缩小城镇职工基本医疗保险规模，避免医疗资源和医保资金的浪费

城镇职工基本医疗保险应在既定投入下，通过适当缩小规模、节约医疗资源和医保基金，利用支付方式改革，如总额预付等多种结算方式并行的方式，控制医疗费用的攀升。同时，提高管理水平，如妥善处理人力资源和社会保障部门、卫生部门、财务部门、医保经办机构等的协作和利益关系，促进医疗机构控费、医疗服务管理、药物使用、医疗资源配置和医保基金管理的制度化和合理化，提升城镇职工基本医疗保险的运行效率，形成医、保、患三方共赢。

（四）完善衔接社会医疗保险制度整合

1. 在平稳整合城乡居民基本医疗保险的基础上，探索城镇职工基本医疗保险和城乡居民基本医疗保险相互衔接

（1）建立多档位筹资机制，缩小各筹资机制间保障水平差距
两种社会基本医疗保险筹资机制的差异较大。相对于城镇职工，城乡居民收入来源稳定性较弱，城镇职工基本医疗保险的缴费标准对其施加较大的缴费压力。因此，对于城乡居民基本医疗保险，可以采取建立多档位、多层次的缴费机制，进行两者衔接过渡。在保障待遇方面，根据其缴费水平，通过精算制定合适的门诊和住院起付线、报销比例、封顶线；根据实际情况，调整城乡居民基本医疗保险目录，提高城乡居民基本医疗保险的实际补偿水平，缩小与城镇职工补偿水平的差距。

（2）改革支付方式，控制医疗费用的过速增长
城乡居民基本医疗保险和城镇居民基本医疗保险都存在医疗费用增速过快、对参保人实际保护作用降低的问题。通过建立复合式医保支付方式，推动支付方式改革，既能够合理控制医疗费用增长，又能够保证医疗服务质量。复合式医保支付方式是将总额预付制确立为宏观的支付方式，将按服务项目付费、按服务单元付费、按病种付费、按人头付费以及定额付费作为微观的支付方式，将各种医保支付方式混合使用。在综合考虑各种因素，弹性合理地确定医疗费用预算总额的基础上，以医保基金收支平衡为基础，制定复合式医疗支付方式。同时，建立监督评估体系，规范医疗保险机构和医疗服务机构的管理行为。

（3）加快信息化建设，实现异地就医的医疗费用实时补偿
与城镇职工基本医疗保险相比，城乡居民基本医疗保险在省内异地就医和跨省异地就医的实时结算上相对薄弱，结合对异地就医人群补偿费用的现场调查，与城镇职工异地就医相比，大多数异地就医的城乡居民认为政策不完善、费用报销迟缓，导致城乡居民与城镇职工异地就医差距扩大。应加快城乡居民信息化平台建设，使城乡居民在异地就医实时结算上与城镇职工逐步靠拢。

2. 在城乡居民基本医疗保险覆盖基本卫生服务的基础上，完善大病保险和疾病应急救助制度

在社会基本医疗保险基本实现全民覆盖的基础上，城乡居民大病保险也基本实现全民

覆盖。大病保险制度对抵抗疾病经济风险弱的城镇非从业居民和农村居民有重大意义。应做到：完善城乡居民基本医疗保险筹资机制，对大病保险基金进行精确预算，通过多渠道筹资等方式，增加基金容量；建立健全监督与管理机制，对医、保、患三方均进行监督，避免过度医疗、消费和使用，提高医保基金使用效率；根据居民实际经济状况等因素，合理设置起付线、报销比例和封顶线；根据实际医疗服务需求，合理设置大病保险医疗诊疗目录和药品目录；充分发挥大病保险作为城乡居民基本医疗保障制度的补充险种的作用，缓解大病患者的经济负担。

　　疾病应急救助制度作为社会基本医疗保险的补充险种实现了极少数急需救助，但身份信息不明或无力支付医疗费用等原因的急救保障。通过做好社会多渠道筹资和由省到市再到医疗机构的资金分级管理，建立卫生、财政等有关部门的联动机制，发挥疾病应急救助制度的职能。通过完善大病保险和疾病应急救助制度的相关政策，做好与基本医疗保险的衔接，完善和补充多层次医疗保障体系。

参 考 文 献

柴培培. 2012. 天津市卫生筹资的收入再分配效应研究. 北京：北京中医药大学.

车莲鸿. 2010. 江苏省基本医疗保险制度整合与衔接现状研究. 中国农村卫生事业管理，（9）：707-709.

陈春梅，郭锋，李岩，等. 2021. 新医改以来我国政府卫生投入评估分析——基于卫生筹资政策分析框架. 卫生经济研究，38（7）：12-16.

陈琴. 2010. 东莞市社会基本医疗保险制度的特点与评价. 卫生经济研究，（10）：39-41.

程晓明. 2012. 卫生经济学. 第3版. 北京：人民卫生出版社.

范娜娜，雷海潮. 2017. 典型发达国家的卫生筹资历史经验及对中国的启示——比较研究的视角. 中国卫生政策研究，10(5): 70-74.

方豪，赵郁馨，王建生，等. 2003. 卫生筹资公平性研究——家庭灾难性卫生支出分析. 中国卫生经济，22（6）：5-7.

国家卫生健康委员会. 2020. 中国健康卫生统计年鉴（2020）. 北京：中国协和医科大学出版社.

韩海燕，王勇森. 2015. 看病不发愁 青岛率先进入"三险合一"时代. 走向世界，（2）：20-22.

何立新. 2007. 中国城镇养老保险制度改革的收入分配效应. 经济研究，42（3）：70-80，91.

胡汉军，刘穷志. 2009. 我国财政政策对于城乡居民收入不公平的再分配效应研究. 中国软科学，（9）：54-59.

胡锦涛. 坚定不移沿着中国特色社会主义道路前进 为全面建成小康社会而奋斗——在中国共产党第十八次全国代表大会上的报告. https://zzb.zjku.edu.cn/col/1368838558839/2013/06/15/1371271663352.html [2024-04-01].

黄韻宇. 2012. 我国全民医保推进下城镇地区卫生筹资的效应分析：基于杭州和宝鸡的实证研究. 上海：复旦大学.

姜川. 2013. 天津市城乡居民基本医疗保险存在问题与对策研究. 北京：中国地质大学（北京）.

刘涵，秦江梅，柴培培，等. 2013. 新疆生产建设兵团卫生筹资再分配效应评价. 中国卫生统计，（3）：371-372，376.

刘涵，秦江梅，刘翔. 2012. 新疆生产建设兵团城市和团场卫生筹资累进性分析. 中国卫生事业管理，（11）：812-814.

孟庆跃. 2014. 全民健康覆盖：从理念到行动. 中国卫生政策研究，（2）：1-4.

潘攀，徐爱军，冯全服. 2014. 论我国三种基本医疗保险制度整合. 辽宁中医药大学学报，16（2）：84-87.

彭浩然，申曙光. 2007. 改革前后我国养老保险制度的收入再分配效应比较研究. 统计研究，24（2）：33-37.

仇雨临，翟绍果. 2010. 完善全民医保筹资机制的理性思考. 中国医疗保险，（5）：22-24.

宋璐璐. 2005. 我国新型农村合作医疗保险制度的探讨. 大连：东北财经大学.

孙晓明. 2012. 发达国家和地区医疗体制与保险制度. 2版. 上海：上海科学技术出版社.

万泉，翟铁民，张毓辉，等. 2013. 我国地区级卫生总费用比较分析. 中国卫生经济，（1）：10-12.

王彩蝶，罗晶. 2017. 上海新型农村合作医疗制度筹资机制研究. 中国市场，（5）：2.

王晓军，康博威. 2009. 我国社会养老保险制度的收入再分配效应分析. 统计研究，（11）：75-81.

乌日图. 2003. 医疗保障制度国际比较研究及政策选择. 北京：中国社会科学院研究生院.

向春玲. 2009. 建立城乡一体的医疗保障体系——重庆市城乡一体医疗保障制度建设调查. 中共中央党校学报，（2）：100-104.

解垩. 2010. 中国卫生筹资的再分配效应. 人口与发展，（4）：38-46.

应晓华，胡善联，江芹，等. 2004. 家庭卫生筹资水平不公平与垂直不公平分析. 中华医院管理杂志，20（8）：9-11.

詹长春，周绿林，官波. 2009. 江苏省城镇居民基本医疗保险筹资机制研究. 中国卫生事业管理，（7）：438-440.

张朝阳，孙磊. 2014. 全民健康覆盖的内涵界定与测量框架. 中国卫生政策研究，（1）：19-22.

张朝阳，诸宏明. 2004. 我国农村实施初级卫生保健的回顾与展望. 中国初级卫生保健，18（8）：1-3.

张世伟，万相昱. 2008. 个人所得税制度的收入分配效应——基于微观模拟的研究途径. 财经科学，（2）：81-87.

张小娟，朱坤. 2014. 墨西哥全民健康覆盖发展历程及对我国的启示. 中国卫生政策研究，7（2）：17-23.

Ammar W，Kasparian R. 2001. What is fair in financing fairness? Le Journal Medical Libanais The Lebanese Medical Journal，49（3）：126-128.

Aronson J R，Johnson P，Lambert P J. 1994. Redistributive effects and unequal income tax treatment.The Economic Journal，104（423）：262-270.

Barber S L，Yao L. 2010. World Health Report Background Paper: Health Insurance Systems in China: A Briefing Note. World Health Report （2010） Background Paper，No 37. Geneva: World Health Organization.

Bilger M. 2008. Progressivity，horizontal inequality and reranking caused by health system financing: A decomposition analysis for Switzerland. Journal of Health Economics，27（6）：1582-1593.

Bird R M，Zolt E M. 2005. The limited role of the personal income tax in developing countries. Journal of Asian Economics，16（6）：928-946.

Boerma T，Eozenou P，Evans D，et al. 2014. Monitoring progress towards universal health coverage at country and global levels. PLoS Medicine，11（9），e1001731.

Bogetic Z，Hassan F M A. 1995. Policy Research Working Paper: Distribution of income and the income tax burden in Bulgaria. Washington D.C.: World Bank.

Damrongplasit K，Melnick G A. 2009. Early results from Thailand's 30 baht health reform: Something to smile about. Health Affairs，28（3）：w457-w466.

David B E，Carissa E. 2010. Health systems financing and the path to universal coverage. Bulletin of the World Health Organization，88（6）：402.

Evans D B，Etienne C. 2010. Health systems financing and the path to universal coverage. Bulletin of the World Health Organization，88：402-403.

Fare R, Grosskopf S, Norris M, et al. 1994. Productivity growth, technical progress, and efficiency change in industrialized countries. American Economic Review, 84(1):66-83.

Fisher R C. 1979. Public expenditures，taxes，and the distribution of income：The United States，1950，1961，1970. Journal of Economic Issues，13（1）：246-247.

Frenk J，González-Pier E，Gómez-Dantés O，et al. 2006. Comprehensive reform to improve health system performance in Mexico. The Lancet，368（9546）：1524-1534.

Gerdtham U G，Sundberg G. 1998. Redistributive effects of Swedish health care finance. The International Journal of Health Planning and Management，13（4）：289-306.

Giedion U，Andrés Alfonso E，Díaz Y. 2013. Universal Health Coverage Studies No. 25：The Impact of Universal Coverage Schemes in the Developing World：A Review of the Existing Evidence. Washington D.C.：World Bank.

Hall M A，Conover C J. 2003. The impact of Blue Cross conversions on accessibility，affordability，and the public interest. Milbank Quarterly；81（4）：509-542.

Honekamp I，Possenriede D. 2008. Redistributive effects in public health care financing. The European Journal of Health Economics，9（4）：405-416.

Hsiao W C. 2007. Why is a systemic view of health financing necessary? Health Affairs，26（4）：950-961.

Humphreys G. 2010. Reality check for American dream. Bulletin of the World Health Organization，88（6）：408-409.

Kalk A，Groos N，Karasi J C，et al. 2010. Health systems strengthening through insurance subsidies：The GFATM experience in Rwanda. Tropical Medicine & International Health，15（1）：94-97.

Knaul F M，González-Pier E，Gómez-Dantés O，et al. 2012. The quest for universal health coverage：Achieving social protection for all in Mexico. The Lancet，380（9849）：1259-1279.

Kutzin J. 2013. Health financing for universal coverage and health system performance：Concepts and implications for policy. Bulletin of the World Health Organization，91（8）：602-611.

Lagomarsino G，Garabrant A，Adyas A，et al. 2012. Moving towards universal health coverage：Health insurance reforms in nine developing countries in Africa and Asia. The Lancet，380（9845）：933-943.

Liu Y，Rao K，Wu J，et al. 2008. China's health system performance. The Lancet，372（9653）：1914-1923.

McKee M，Balabanova D，Basu S，et al. 2013. Universal health coverage：A quest for all countries but under threat in some. Value in Health，16（1）：S39-S45.

Meng Q，Tang S. 2010. World Health Report Background Paper：Universal Coverage of Health Care in China：Challenges and Opportunities. World Health Report（2010）Background Paper，No 7. Geneva：World Health Organization.

Missoni E，Solimano G. 2010. World Health Report Background Paper：Towards Universal Health Coverage：The Chilean Experience. World Health Report（2010）Background Paper，No 4. Geneva：World Health Organization.

O'Donnell O，Doorslaer E V，Wagstaff A，et al. 2008. Analyzing Health Equity Using Household Survey Data：A Guide to Techniques and Their Implementations. Washington D.C.：World Bank.

Ozawa M N. 1977. Income redistribution and social security：A response. Social Service Review，51（4）：690-693.

Pulver L R J，Haswell M R，Ring I，et al. 2010. World Health Report Background Paper：Indigenous Health –

Australia，Canada，Aotearoa New Zealand and the United States – Laying Claim to Future that Embraces Health for Us All. World Health Report（2010）Background Paper，No 33. Geneva: World Health Organization.

Savedoff W D，Smith A L. 2011. Achieving Universal Health Coverage: Learning from Chile，Japan，Malaysia and Sweden. Washington，D.C.: The Results for Development Institute.

Treerutkuarkul A. 2010. Thailand: Health care for all，at a price. Bulletin of the World Health Organization，88（2）: 84-85.

Varatharajan D，D'Almeida S，Kirigia J. 2010. World Health Report Background Paper: Ghana's Approach to Social Health Protection. World Health Report（2010）Background Paper，No 2. Geneva: World Health Organization.

Wagstaff A. 2001. Measuring Equity in Health Care Financing: Reflections on（and Alternatives to）the World Health Organization's fairness of financing index. World Bank Policy Research Working Paper No. 2550. Washington D.C.: World Bank.

Wagstaff A，van Doorslaer E. 1997. Progressivity，horizontal equity and reranking in health care finance: A decomposition analysis for the Netherlands. Journal of Health Economics，16（5）: 499-516.

Wagstaff A, van Doorslaer E. 2003. Catastrophe and impoverishment in paying for health care: With applications to Vietnam 1993-1998. Health Econ，12(11): 921-934.

Wagstaff A，van Doorslaer E，van der Burg H，et al. 1999. Redistributive effect，progressivity and differential tax treatment: Personal income taxes in twelve OECD countries. Journal of Public Economics，72（1）: 73-98.

WHO. 1978. Declaration of Alma Ata. Geneva: World Health Organization.

WHO. 2005. Resolution WHA58.33. Sustainable Health Financing，Universal Coverage and Social Health Insurance//Fifty-eighth World Health Assembly. Geneva: World Health Organization.

WHO. 2010. Health Systems Financing: The Path to Universal Coverage. Geneva: World Health Organization.

WHO. 2013. Research for Universal Health Coverage. Geneva: World Health Organization.

Witter S，Garshong B. 2009. Something old or something new? Social health insurance in Ghana. BMC International Health and Human Rights，9（1）: 20.

Yip W C M，Hsiao W C，Chen W，et al. 2012. Early appraisal of China's huge and complex health-care reforms. The Lancet，379（9818）: 833-842.